内经选读
核心知识点全攻略

主编 邹纯朴

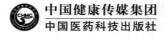

中国健康传媒集团
中国医药科技出版社

内 容 提 要

　　本书以现行五年制中医药类统编教材《内经选读》为蓝本，通过各类图表形式的运用，将所学教材内容进行归纳整理，使其条理清晰、简明扼要、知识点突出，并附有习题及答案，方便掌握。本书适合中医院校学生和中医爱好者、自考及自学者学习参考。

图书在版编目（CIP）数据

　　内经选读核心知识点全攻略／邹纯朴主编 . —北京：中国医药科技出版社，2019.11

　　（中医核心知识点一本通系列）

　　ISBN 978 – 7 – 5214 – 1231 – 4

　　Ⅰ.①内… 　Ⅱ.①邹… 　Ⅲ.①《内经》 　Ⅳ.①R221

　　中国版本图书馆 CIP 数据核字（2019）第 133565 号

美术编辑　陈君杞
版式设计　南博文化

出版　**中国健康传媒集团** | 中国医药科技出版社
地址　北京市海淀区文慧园北路甲 22 号
邮编　100082
电话　发行：010 – 62227427　邮购：010 – 62236938
网址　www.cmstp.com
规格　880 × 1230mm $^1/_{32}$
印张　7 $^1/_2$
字数　180 千字
版次　2019 年 11 月第 1 版
印次　2019 年 11 月第 1 次印刷
印刷　三河市百盛印装有限公司
经销　全国各地新华书店
书号　ISBN 978 – 7 – 5214 – 1231 – 4
定价　**26.00 元**

获取新书信息、投稿、为图书纠错，请扫码联系我们。

丛书编委会

编委会

出版说明

　　近年来，国家高度重视中医药事业的发展，中医药在人们健康生活中充当了越来越重要的角色，更多的人愿意选择中医中药，从而使更多的人愿意从事中医药行业的工作。为了帮助读者系统、快速了解中医药学科体系，帮助中医药院校学生、自学应考者，以及中医爱好者和初学者学习重点和去伪存真，我社特别策划出版了本套丛书。

　　本书的编写单位主要锁定在相关国家级精品课程的公认的重点中医药院校，主编多为国家级或省级精品课程的学科带头人，参编人员为多年从事教学、有丰富教学经验的资深教授，在本学科有一定的影响力，对各种考试考点非常熟悉的教学一线人员。从而，保证了本丛书内容的权威性和专业性。

　　本套丛书的编写形式以图和表为主，原则为：能用图表说明的一律采用图表形式；可以分条论述的不要成段地罗列论述，使核心知识点一目了然。为方便中医药相关人员准备中医执业医师资格考试、研究生入学考试、中医药院校在校生结业考试、卫生专业资格考试、规培资格考试、继续教育考试，本书中特设置【考点重点点拨】栏目，根据教材本身的特点放于不同位置，书后附有【巩固与练习】，方便读者随学随练，并达到自测的目的。

　　最后，祝愿使用这套书的中医药考生和爱好者，能有收获！

出版者
2019 年 5 月

前言

　　《黄帝内经》（以下简称《内经》）是中医学的奠基之作，历来被医家奉为中医学必读的经典之一。因此，我国高等中医药教育一直把《内经选读》列为中医学专业的基础课程，也是学习《中医基础理论》之后的提高课程，还是申请医师资格和晋职考试的必考科目之一。为了让读者更快、更好的掌握本课程的重点、难点，我们编写了《内经选读图表解备考学习笔记》。

　　本书以统编教材《内经选读》为蓝本，结合教学大纲的要求，按照教材顺序，对所学内容进行整理归纳，并加入教师备课时的讲义内容，全书内容形式以图和表格为主，并力求简明扼要，便于理解和掌握，突出考点，提高学习效率。对于高频重点考点内容用下划线标注，以示突出。全书体例主要有考点重点点拨、原文、词句解释、图解要点、结语及思考题等项。书中每篇篇首设"考点重点点拨"，以大纲形式说明本篇的复习考点和重点，并用★标记重点中的重点。原文以教材顺序编排，分属不同单元的同一篇内经原文亦按教材顺序分述，不作合并。对于高频重点考点内容用下划线标注，以示突出。词句解释精选有助于理解原文的关键词句。图解要点以图表阐释《内经》内容，是全书重点。结语主要概括经文的内容以及学习的目的和意义。为了照顾到本科结业考试和研究生考试、自考等学生需求，在每章或每一独立单元后加设思考题，指出一些阐述题常考的题眼。增设"复习技巧点拨"栏目，有关本篇易出题型及针对各级各类考试的出题偏好做详细介绍。

　　本书可作为《内经选读》课程本专科生的备考学习笔记，亦可作为研究生考试、职称考试的参考书，也可作为中医爱好者学习《内经》

的辅导用书。书中虽然融入了编者多年的教学成果和经验，但由于时间紧，任务重，以及编者理解经典的水平所限，不足之处，望读者及同行专家批评指正，以便今后改进提高。

编　者
2019 年 3 月

目 录

绪　　论

【考点重点点拨】

★1. 熟悉《内经》的成书年代、沿革

2. 掌握《内经》理论体系的主要内容

3. 了解《内经》的学术特点和学术价值

4. 了解《内经》研究的概况

5. 了解学习《内经》的方法。

【图解要点】

1.《内经》的成书年代

结论	《内经》约成书于公元前1世纪，西汉末年。
证据	1. 《黄帝内经》书名最早记载于西汉末年汉成帝时（前32）刘向、刘歆父子整理的我国第一部图书分类目录《七略·艺文志》，该书亡佚。
	2. 现存文献中最早记载的《黄帝内经》书名的是东汉班固根据《七略》摘编而成《汉书·艺文志》
	3. 汉武帝时代的司马迁编撰《史记》（前104－前91撰成）记载了大量医学著作，但未记载《黄帝内经》，说明《黄帝内经》成书于《史记》之后，《七略·艺文志》之前的公元1世纪。

2.《内经》的作者

《内经》是一部集古代医学成就的论文汇编，非一时一人所做。

3.《素问》的沿革

朝代		《素问》之名，始见于东汉末年张仲景《伤寒杂病论》。
	汉	共有九卷。
	梁	只有八卷，俗称"梁八卷"。南朝齐梁间人全元起注释训解《素问》第一人。

续表

朝代	隋	杨上善撰《黄帝内经太素》。
	唐	王冰整理编次《素问》部分，名为《增广补注黄帝内经素问》。
	宋	林亿等校正，名为《重广补注黄帝内经素问》；刘温舒增补遗失的二篇《本病论》《刺论》。

4.《灵枢》的沿革

		《灵枢》又名《九卷》、《针经》。
朝代	汉	共有九卷，名《九卷》，见于汉末张仲景《伤寒杂病论·序》。
	晋	皇甫谧在《甲乙经》序中称为《针经》。
	隋	杨上善撰《黄帝内经太素》，流传至今。
	唐	唐王冰序中称之为《灵枢》，传入高丽。
	北宋	亡佚不传。
	南宋	由高丽传入中国，由史崧整理出版，称史崧本。

【结语】

绪论主要掌握几个关键知识点：1.《黄帝内经》成书年代是《史记》之后、《七略·艺文志》之前，大约在公元前1世纪的西汉末年；2.《黄帝内经》非一时所为，时间跨度很大，是一本医学汇编，不可能只有一个作者；3. 第一本记载《黄帝内经》书名的是《七略·艺文志》，现存文献中第一本记载《黄帝内经》书名的是《汉书·艺文志》；4. 第一个提出《黄帝内经》分为《素问》《九卷》两本书的是东汉张仲景；5.《灵枢》在皇甫谧在《甲乙经》序中又称为《针经》；6. 唐王冰整理编次《素问》部分，名为《增广补注黄帝内经素问》，林亿在基础上进行校正出版，名为《重广补注黄帝内经素问》。

绪论其他内容属于了解内容，非考试重点，故不再列出。

复习技巧点拨

本章内容考试时以选择题、填空题为主。全国性的各类资格考试，如执业药师、职称考试等常见选择题。高职、专科、本科、自学《内经选读》考试则以上各类题型均有。绪论内容属于基础知识，研究生入学考试一般不考。

巩固与练习

一、选择题

（一）A 型题

1. 《黄帝内经》书名最早见于（　　　）
   　　A. 春秋时期　　　　　B. 战国时期　　　　　C. 西汉
   　　D. 东汉　　　　　　　E. 秦朝

2. 在哪本书中提出《内经》包括《素问》《灵枢》两部分（　　）
   　　A.《史记·扁鹊传》　B.《针灸甲乙经》
   　　C.《汉书·艺文志》　D.《伤寒杂病论》
   　　E.《七略》

（二）B 型题

　　A. 全元起　　　　　　B. 班固　　　　　　C. 王冰
　　D. 皇普谧　　　　　　E. 林亿

3. 第一个注解《黄帝内经》的是（　　　）

4. 《素问》的传本《增广补注黄帝内经素问》的作者是（　　　）

参考答案

一、选择题

1. C　2. B　3. A　4. C

第一单元　宝命全形

素问·上古天真论（节选）

【考点重点点拨】

★1. 掌握养生的意义、原则和方法

★2. 肾气的作用

★3. 熟悉人体生长、发育、衰老的生理过程

【原文】

昔在黄帝，生而神灵，弱而能言，幼而徇齐，长而敦敏，成而登天。乃问于天师曰：余闻上古之人，春秋皆度百岁，而动作不衰；今时之人，年半百而动作皆衰者，时世异耶？人将失之耶？岐伯对曰：上古之人，其知道者，法于阴阳^①，和于术数^②，食饮有节，起居有常，不妄作劳^③，故能形与神俱，而尽终其天年，度百岁乃去。今时之人不然也，以酒为浆，以妄为常，醉以入房，以欲竭其精，以耗散其真，不知持满，不时御神^④，务快其心，逆于生乐，起居无节，故半百而衰也。

【词句解释】

①法于阴阳：效法自然界寒暑往来的阴阳变化规律。法，效法。

②和于术数：恰当地运用各种养生方法。和，调和，引申为恰当运用。术数，此指养生的方法，如导引、按跷、吐纳等。

③不妄作劳：不要违背常规地劳作。妄，乱也，此为违背常规之意。作劳，包括劳作和房事。

④不时御神：谓不善于驾驭、使用精神，即妄耗神气。时，善也。御，用也。

【图解要点】

通过古今对比的方法强调养生的重要性

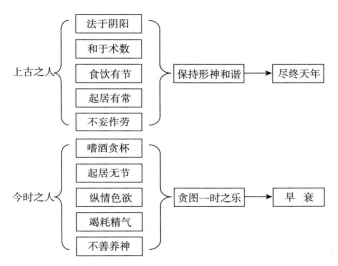

【结语】

懂得养生之道，适应自然界阴阳的变化规律，掌握各种养生方法，保持形神和谐协调，这便是一个人能长命百岁的秘密。

【原文】

夫上古圣人之教下也，皆谓之虚邪贼风①，避之有时，恬淡虚无②，真气从之，精神内守，病安从来？是以志闲而少欲，心安而不惧，形劳而不倦，气从以顺，各从其欲，皆得所愿。故美其食，任其服，乐其俗，高下不相慕，其民故曰朴。是以嗜欲不能劳其目，淫邪不能惑其心，愚智贤不肖，不惧于物，故合于道。所以能年皆度百岁，而动作不衰者，以其德全不危③也。

【词句解释】

①虚邪贼风：指四时不正之气。

②恬淡虚无：恬淡，安静淡泊。虚无，心无杂念。

③德全不危：重视养生的人可免受内外邪气的侵害。德，谓修养有得于心；全，全面实施养生之道。不危，不会有内外邪气干扰和侵害。

【图解要点】

本段论述养生的原则和方法

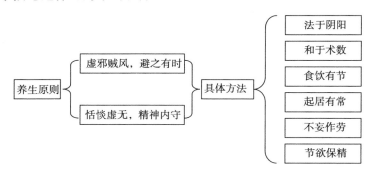

【结语】

养生要懂得适时躲避外邪，同时保持恬淡虚无的心境，实现精神内守，从而达到形神和谐而健旺，这是养生的基本原则。故高世栻说："外知所避，内得其守，病安从来"。

【原文】

帝曰：人年老而无子者，材力尽耶？将天数然也？岐伯曰：女子七岁，肾气盛，齿更发长；二七而天癸①至，任脉通，太冲脉盛，月事以时下，故有子；三七，肾气平均，故真牙生而长极；四七，筋骨坚，发长极，身体盛壮；五七，阳明脉衰，面始焦，发始堕；六七，三阳脉衰于上，面皆焦，发始白；七七，任脉虚，太冲脉衰少，天癸竭，地道不通，故形坏而无子也。丈夫八岁，肾气实，发长齿更；二八，肾气盛，天癸至，精气溢写，阴阳和，故能有子；三八，肾气平均②，筋骨劲强，有真牙生而长极；四八，筋骨隆盛，肌肉满壮；五八，肾气衰，发堕齿槁；六八，阳气衰竭于上，面焦，发鬓颁白；七八，肝气衰，筋不能动；八八，天癸竭，精少，肾藏衰，形体皆极，则齿发去。<u>肾者主水，受五藏六府之精而藏之，故五藏盛乃能写③</u>。五藏皆衰，筋骨解堕，天癸尽矣，故发鬓白，身体重，行步不正，而无子耳。

【词句解释】

①★天癸：指肾气充盛产生的促进生殖功能发育、成熟、旺盛的精微物质。天，先天；癸，癸水。

②平均：指（肾气）达到最高水平。

③★肾者主水，受五藏六府之精而藏之，故五藏盛乃能写：肾主贮藏五脏六腑的精气，五脏充盛，则肾的精气充足而能泄精。

【图解要点】

★1. 人体生长壮老的自然过程

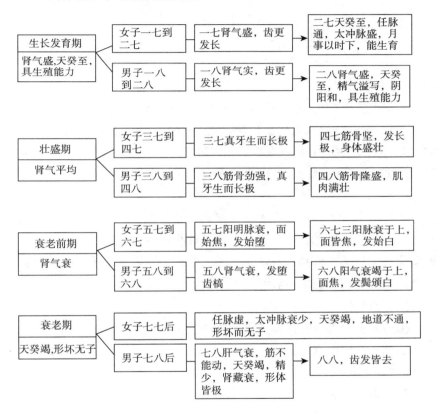

★2. 肾与五脏六腑精气的关系

（1）体现了整体的观点。

（2）肾精来源于先天，培育于后天。

（3）肾以闭藏为主，有藏也有泻。

3. 调理冲任与生殖功能的关系

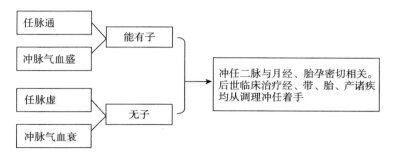

【结语】

人体生长壮老的自然过程共四个时期。肾中精气的盛衰与人体生长壮老过程直接相关，肾气是生长壮老的物质基础，肾气对生长壮老起着主导的、决定性的作用。在肾气充盛的一定阶段所产生的"天癸"则是直接与生殖及性功能有关的物质，肾中精气的盛衰直接影响着人的生殖功能。

【原文】

帝曰：有其年已老而有子者，何也？岐伯曰：此其天寿过度，气脉常通，而肾气有余也。此虽有子，男不过尽八八，女不过尽七七，而天地之精气皆竭矣。帝曰：夫道者^①，年皆百数，能有子乎？岐伯曰：夫道者，能却老^②而全形，身年虽寿，能生子也。

【词句解释】

①道者：对养生有深厚造诣的修道之人。

②却老：延缓衰老。

【图解要点】

年老有子的原因及意义

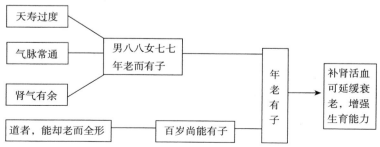

【结语】

人的寿命和先天因素、气血和肾气有密切关系。

【原文】

黄帝曰：余闻上古有真人者，提挈天地，把握阴阳，呼吸精气[①]，独立守神，肌肉若一，故能寿敝[②]天地，无有终时，此其道生。中古之时，有至人者，淳德全道，和于阴阳，调于四时，去世离俗，积精全神，游行天地之间，视听八达之外，此盖益其寿命而强者也，亦归于真人。其次有圣人者，处天地之和，从八风之理，适嗜欲于世俗之间，无恚嗔之心，行不欲离于世，被服章，举不欲观于俗，外不劳形于事，内无思想之患，以恬愉为务，以自得为功，形体不敝[③]，精神不散，亦可以百数。其次有贤人者，法则天地，象似日月，辩列星辰，逆从阴阳，分别四时，将从上古合同于道，亦可使益寿而有极时。

【词句解释】

①提挈天地，把握阴阳，呼吸精气：提携天地造化枢机，把握阴阳运动规律，呼吸通达宇宙精气。

②敝：同"蔽"，遮盖，在此引申为与天地同寿。

③敝：坏，破败，此指衰老。

【图解要点】

列举四种养生家为例，说明不同的养生方法，其结果各异

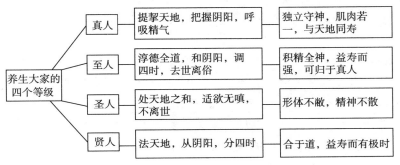

养生大家的四个等级	**真人** — 提挈天地，把握阴阳，呼吸精气	独立守神，肌肉若一，与天地同寿
	至人 — 淳德全道，和阴阳，调四时，去世离俗	积精全神，益寿而强，可归于真人
	圣人 — 处天地之和，适欲无嗔，不离世	形体不敝，精神不散
	贤人 — 法天地，从阴阳，分四时	合于道，益寿而有极时

【结语】

长生不老，与天地同寿，一直是古人的终极梦想。而理论上讲，如果能够做到与自然环境高度和谐，并善于遵从甚至运用阴阳规律，那么长寿就有望实现。

思考题

试分析肾中精气在人体生长衰老生理过程中的作用。

复习技巧点拨

本章内容考试时以选择题、填空题、词句解释、简答题为主。全国性的各类资格考试，如执业药师、职称考试等常见选择题。高职、专科、本科、自学《内经选读》考试则以上各类题型均有。研究生入学考试中常见于论述题。

"养生原则和方法"多见于简答题。其它知识点多以选择题、词句解释等形式出现。要求背诵部分可以出现在填空题或在主观题的默写中。

素问·四气调神大论（节选）

【考点重点点拨】

★1. 掌握"春夏养阳，秋冬养阴"的养生思想及"不治已病治未病"的预防医学思想

2. 熟悉"四气调神"的养生之道及如果违背了四时阴阳所产生的病变

【原文】

春三月，此谓发陈，天地俱生，万物以荣，夜卧早起，广步于庭，被发缓形，以使志生，生而勿杀，予而勿夺，赏而勿罚①，此春气之应，养生之道也。逆之则伤肝，夏为寒变，奉长者少。

夏三月，此谓蕃秀，天地气交，万物华实，夜卧早起，无厌于日，使志无怒，使华英成秀，使气得泄，若所爱在外，此夏气之应，养长之道也。逆之则伤心，秋为痎疟，奉收者少，冬至重病。

秋三月，此谓容平，天气以急，地气以明，早卧早起，与鸡俱兴，使志安宁，以缓秋刑，收敛神气，使秋气平，无外其志，使肺气清，此

秋气之应，养收之道也。逆之则伤肺，冬为飧泄②，奉藏者少。

冬三月，此谓闭藏，水冰地坼，无扰乎阳，早卧晚起，必待日光，使志若伏若匿，若有私意，若已有得③，去寒就温，无泄皮肤，使气亟夺，此冬气之应，养藏之道也。逆之则伤肾，春为痿厥④，奉生者少。

【词句解释】

①★生而勿杀，予而勿夺，赏而勿罚：调摄人的精神情志，犹如保护万物的生机，不可滥行杀伐，要多施与，少敛夺，多奖励，少惩罚，向大自然施以爱心。

②★飧（sūn 孙）泄：泻出未消化的食物。又称完谷不化的泄泻。

③使志若伏若匿，若有私意，若已有得：使神志内藏，安静自若，如有隐私不能外泄，如获心爱之物而窃喜。

④痿厥：四肢软弱无力而逆冷的病证。包括痿证和厥证。

【图解要点】

"四气调神"的养生之道及违背了四时阴阳所产生的病变

季节	时令特点	起居	情绪	失养的后果
春	发陈，天地俱生，万物以荣	夜卧早起，广步于庭	使志生	伤肝，夏为寒变
夏	蕃秀，天地气交，万物华实	夜卧早起，无厌于日	使志无怒	伤心，秋为痎疟
秋	容平，天气以急，地气以明	早卧早起，与鸡俱兴	使志安宁	伤肺，冬为痎疟
冬	闭藏，水冰地坼，无扰乎阳	早卧晚起，必待日光	神志情绪	伤肾，春为痿厥

【结语】

本段原文，通过对"四气调神"原则及违背该原则可能出现的后果的论述，提示人类是万物之灵，自然之子，人类的生命活动无法脱离自然，把握自然四时生长收藏的规律，顺从四时阴阳调神养生，方能祛病延年。

【原文】

夫四时阴阳者，万物之根本也。所以圣人春夏养阳，秋冬养阴①，以从其根，故与万物沉浮于生长之门②。逆其根，则伐其本，坏其真也。故阴阳四时者，万物之终始也，死生之本也，逆之则灾害生，从之则苛疾不起，是谓得道。道者，圣人行之，愚者佩③之。从阴阳则生，逆之则死；从之则治，逆之则乱。反顺为逆，是谓内格。是故圣人<u>不治已病治未病</u>，不治已乱治未乱，此之谓也。夫病已成而后药之，乱已成而后治之，譬犹渴而穿井，斗而铸锥，不亦晚乎！

【词句解释】

①★春夏养阳，秋冬养阴：人在春夏季节要顺应自然界生长规律调养阳气，在秋冬季节要顺应自然界收藏的规律调养阴气。养阳即养生养长，养阴即养收养藏。

②与万物沉浮于生长之门：人与万物一样在生长收藏的生命过程中运动不息。沉，隐没（mò 末），此指收藏。浮，与沉相对而言，此指生长。门，门径，道路。

③佩：与悖同，古通用。悖，违背，违反。

【图解要点】

顺四时阴阳养生的具体示范和"治未病"的重要性

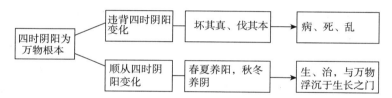

【结语】

"四时阴阳者，万物之根本"。所以春、夏、秋、冬四时起居及情志调摄即是"春夏养阳，秋冬养阴"方法的具体示范。而"圣人不治已病治未病，不治已乱治未乱"之说，充分体现了《内经》防重于治的医学思想。

思考题

1. 后世对"春夏养阳，秋冬养阴"是如何认识的。

2. 你对《内经》"治未病"的预防学思想是如何理解的？

复习技巧点拨

本章内容考试时以选择题、填空题、词句解释、问答题为主。全国性的各类资格考试，如执业药师、职称考试等常见选择题。高职、专科、本科、自学《内经选读》考试则以上各类题型均有。研究生入学考试中常见于论述题。

"飧泄""生而勿杀，予而勿夺，赏而勿罚"等经典词句多见于选择题或词句解释；"春夏养阳，秋冬养阴""圣人不治已病治未病，不治已乱治未乱"不仅可以作为词句解释或选择题出现，还可以在问答题中做更为深入的考察；要求背诵部分可以出现在填空题中；"四气调神"的养生之道可出现在选择题，也可出现在简答题中。

灵枢·天年

【考点重点点拨】

★1. 掌握人之寿夭的根本因素

2. 熟悉古人对生命形成的认识

3. 了解人生长壮老的过程

【原文】

黄帝问于岐伯曰：愿闻人之始生，何气筑为基，何立而为楯，何失而死，何得而生？岐伯曰：以母为基，以父为楯①。失神者死，得神者生也。

黄帝曰：何者为神？岐伯曰：血气已和，荣卫已通，五藏已成，神气舍心，魂魄毕具，乃成为人。

黄帝曰：人之寿夭各不同，或夭寿，或卒死，或病久，愿闻其道。岐伯曰：五藏坚固，血脉和调，肌肉解利②，皮肤致密，营卫之行，不失其常，呼吸微徐，气以度行③，六府化谷，津液布扬，各如其常，故能长久。

黄帝曰：人之寿百岁而死，何以致之？岐伯曰：使道④隧以长，基墙高以方⑤，通调营卫，三部三里起⑥，骨高肉满，百岁乃得终。

【词句解释】

①以母为基，以父为楯（shǔn 吮）：指人体胚胎的形成，以母血做基础，父精做遮蔽与捍卫，阴阳互用，促使其发育成长。即胚胎由父精母血结合产生。楯，此引申为护卫。

②肌肉解（xiè 谢）利：肌肉分理间隙滑润，气道通畅。

③气以度行：气血运行速度与呼吸次数保持一定的比例。

④使道：此指鼻孔。

⑤基墙高以方：泛指面部骨骼、肌肉（颊侧、耳门处）方正、丰满。

⑥三部三里起：颜面上（额角）、中（鼻头）、下（下颌）三部骨骼高起，肌肉丰满。三部，即三里。

【图解要点】

1. 生命的形成

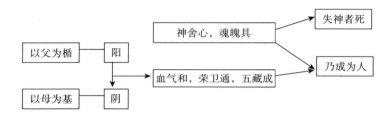

2. 人之寿夭的根本因素

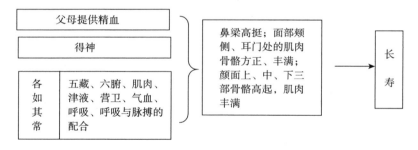

【结语】

生命起源于父精母血的结合，阴阳交感，胚胎形成并开始发育，至形神具备，方可称为人。

影响人类生命寿夭的因素，有先天禀赋，也有后天形成，既有内在机制，也有外在体征。

【原文】

黄帝曰：其气之盛衰，以至其死，可得闻乎？岐伯曰：人生十岁，五藏始定，血气已通，其气在下，故好走①。二十岁，血气始盛，肌肉方长，故好趋①。三十岁，五藏大定，肌肉坚固，血脉盛满，故好步①。

四十岁，五藏六府，十二经脉，皆大盛以平定，腠理始疏，荣华颓落，发颇斑白②，平盛不摇，故好坐。五十岁，肝气始衰，肝叶始薄，胆汁始灭③，目始不明。六十岁，心气始衰，苦忧悲，血气懈惰，故好卧。七十岁，脾气虚，皮肤枯。八十岁，肺气衰，魄离，故言善误④。九十岁，肾气焦，四藏⑤经脉空虚。百岁，五藏皆虚，神气皆去，形骸独居而终矣。

黄帝曰：其不能终寿而死者，何如？岐伯曰：其五藏皆不坚，使道不长，空外以张，喘息暴疾，又卑基墙，薄脉少血，其肉不石，数中风寒，血气虚，脉不通，真邪相攻，乱而相引，故中寿而尽也。

【词句解释】

①走、趋、步：《释名》曰："徐行曰步，疾行曰趋，疾趋曰走"。

②发颇斑白：《太素》作"发鬓颁白"。即头发黑白相间，俗称花白。

③灭：《太素》《甲乙经》均作"减"，为是。系因形近而讹。

④误：同误。

⑤四藏：指肝心脾肺四脏。

【图解要点】

人生长壮老的过程

年龄段	表现	原理	关键
10 岁	好走	五藏始定，血气已通，其气在下	精、气、神盛衰变化是生命活动的基础
20 岁	好趋	血气始盛，肌肉方长	
30 岁	好步	五藏大定，肌肉坚固，血脉盛满	
40 岁	好坐；发鬓斑白；平盛不摇	五藏六府十二经脉，皆大盛以平定	
50 岁	目始不明	肝气始衰，肝叶始薄，胆汁始灭	
60 岁	好卧	心气始衰，苦忧悲，血气懈惰	
70 岁	皮肤枯	脾气虚	
80 岁	言善误	肺气衰，魄离	
90 岁	四藏经脉空虚	肾气虚	
100 岁	形骸独居而终	五藏皆虚，神气皆去	

【结语】

本段以 10 岁为一个阶段，论述了人体生长壮老已的生命规律，描述了各阶段与脏腑精气神变化相应的外部表现及特征，说明了中寿而尽的原因。文中还指出衰老过程中，各脏腑功能是按五行相生之序依次衰退的，说明各脏腑功能衰退有早有晚，其意义有待深入研究。

思考题

人类生命活动的基础是什么？

复习技巧点拨

本章内容考试时以选择题、填空题、词句解释、问答题为主。全国性的各类资格考试，如执业药师、职称考试等常见选择题。高职、专科、本科、自学《内经选读》考试则以上各类题型均有。研究生入学考试中常见于论述题。

"生命的形成"、"人的生长壮老过程"的内容可以出现在选择题，还可见于简答题。其它知识点多以选择题、词句解释等形式出现；要求背诵部分可以出现在填空题或在主观题的默写中。

巩固与练习

一、选择题

（一）A 型题

1. 《素问·上古天真论》认为导致人早衰的原因是（　　）。

　　A. 热爱运动　　　　B. 经常熬夜　　　　C. 少吃多餐

　　D. 喜欢春游　　　　E. 心如止水

2. "夜卧早起，无厌于日"的养生方法适应于（　　）。

　　A. 春三月　　　　　B. 夏三月　　　　　C. 秋三月

　　D. 冬三月　　　　　E. 任何季节

3. 《灵枢·天年》认为："人之始生，何气筑为基"：（　　）。

　　A. 以母为基　　　　B. 以父为基　　　　C. 以气为基

　　D. 以血为基　　　　E. 以精为基

（二）B 型题

　　A. 筋骨坚，发长极，身体盛壮

    B. 阳明脉衰，面始焦，发始堕

    C. 三阳脉衰于上，面皆焦，发始白

    D. 任脉虚，太冲脉衰少，天癸竭

    E. 发长齿更

4. 《素问·上古天真论》说"女子五七"则（　　　　）。

5. 《素问·上古天真论》说"女子一七"则（　　　　）。

    A. 好趋　　　　　　　B. 好步　　　　　　　C. 好坐

    D. 言善误　　　　　　E. 目始不明

6. 《灵枢·天年》认为人到三十则（　　　　）。

7. 《灵枢·天年》认为人到五十则（　　　　）。

（三）X 型题

8. 下列与女子月经有关的因素有（　　　　）

    A. 天癸至　　　　　　B. 太冲脉衰少　　　　C. 肾气充盛

    D. 气脉不通　　　　　E. 天寿过度

二、填空题

9. 夫上古圣人之教下也，皆谓之_____，避之有时。

三、词句解释

10. 肾者主水，受五脏六腑之精而藏之

11. 春夏养阳，秋冬养阴

四、简答题

12. 请根据《素问·上古天真论》列出养生的原则和方法。

参考答案

一、选择题

1. B　2. B　3. A　4. B　5. E　6. B　7. E　8. AC

二、填空题

9. 虚邪贼风

其他题型答案参见本章相关内容。

第二单元　阴阳应象

素问·阴阳应象大论（节选）

【考点重点点拨】

★1. 掌握阴阳的基本概念和内容

★2. 掌握阴阳学说在医学上的具体运用

3. 了解五行的演绎及在医学上的运用

【原文】

黄帝曰：阴阳者，天地之道也，万物之纲纪，变化之父母，生杀之本始，神明之府^①也，治病必求于本。

故积阳为天，积阴为地。阴静阳躁，阳生阴长，阳杀阴藏。阳化气，阴成形。寒极生热，热极生寒。

寒气生浊，热气生清；清气在下，则生飧泄^②；浊气在上，则生䐜^③胀，此阴阳反作^④，病之逆从也。

故清阳为天，浊阴为地，地气上为云，天气下为雨；雨出地气，云出天气。

故清阳出上窍，浊阴出下窍^⑤；清阳发腠理，浊阴走五藏^⑥；清阳实四支，浊阴归六府^⑦。

【词句解释】

①神明之府：阴阳是产生自然界万物运动变化内在动力的场所。府，居舍、藏物的场所。张介宾注："神明出于阴阳，故阴阳为神明之府。"

②★清气在下，则生飧（sūn 孙）泄：飧泄，完谷不化的泄泻。清

气，指清阳之气，应升腾向上，若不升而反降，提示脾气升清作用失常，产生完谷不化的泄泻。

③★浊气在上，则生膜（chēn 嗔）胀：膜胀，此指胸膈胀满。水谷之浊气应下降而排出体外，若不降而反升逆于上，则肠胃中浊气停聚而感觉胸腹部胀满。

④★反作：即反常。阳应升在上而反在下，阴应降在下而反在上，是谓阴阳反作。

⑤★清阳出上窍，浊阴出下窍：人体吸入的自然之气和饮食水谷之气化生的清阳出于头面官窍，产生声音和嗅、视、听觉等功能。产生的浊阴变为粪、尿由前后二阴排出体外。

⑥★清阳发腠理，浊阴走五藏：清阳之气发散于肌肤、脏腑间隙以温养之。浊阴之气趋向五脏贮藏而濡养之。清阳主要指卫气。浊阴指精血津液。

⑦★清阳实四支，浊阴归六府：清阳，指水谷精气。支，通肢。浊阴，由水谷变化而成的糟粕和水液。言水谷精气有充养四肢百骸的作用，谷食及其变化的糟粕和水液，归于六腑传化。

【图解要点】

1. 阴阳的相对性特点

阴	温热	明亮	兴奋	上升	向外	运动	无形
阳	寒凉	阴暗	抑制	下降	向内	静止	有形

2. 阴阳的关系

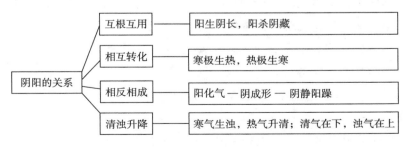

3. 阴阳二气在人体的清浊升降规律及临床意义

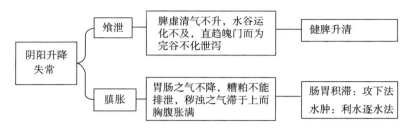

【结语】

本节以天地、静躁、寒热、云雨等自然现象说明阴阳的属性特征及其相互对立、相互依存、相互转化的关系，明确了阴阳学说的基本内容。

阴阳学说是我国古代的一种朴素唯物辩证法的哲学思想。阴阳作为万事万物的总规律被引入到医学领域，用来解释生命现象和发病机制，并指导临床实践，形成了中医学特有的阴阳学说理论。

其次，以阴阳升降运动说明人体的生理病理现象，并提出清浊升降出入的生理观，为后世治疗学中多种治疗方法提供了理论依据。如治疗耳目失聪的益气升提法、治疗表证的宣肺发散法、治疗手足厥逆的温阳法、治疗肠胃积滞的攻下法、治疗水肿的利水逐水法，都是在这一理论的启发下发展起来的。

【原文】

水为阴，火为阳，阳为气，阴为味①。

味归形，形归气②；气归精，精归化③；精食气，形食味；化生精，气生形；味伤形，气伤精；精化为气，气伤于味。

阴味出下窍，阳气出上窍。味厚者为阴，薄为阴之阳；气厚者为阳，薄为阳之阴，味厚则泄，薄则通；气薄则发泄，厚则发热。<u>壮火之气衰，少火之气壮</u>④；<u>壮火食气，气食少火；壮火散气，少火生气</u>⑤。

气味辛甘发散为阳，酸苦涌泄为阴。阴胜则阳病，阳胜则阴病；阳胜则热，阴胜则寒；重寒则热，重热则寒。

【词句解释】

①阳为气，阴为味：药物饮食之气，因其无形而升散，故为阳。药物饮食之味，因其有质而沉降，故属阴。

②味归形，形归气：药物饮食五味有滋养人之形体作用，而形体又依赖于真气的充养。归，归附、归属之义，在此有滋养、充养、化生的意思。形，指形体，包括脏腑精血等有形物质。气，指人体的真元之气。

③气归精，精归化：药物饮食之气有化生成人体阴精的作用，而人体的阴精又依赖气化功能产生。气，指药食之气。化，气化、化生。

④★壮火之气衰，少火之气壮：此句本义为药食气味纯阳者易化壮火令正气虚衰，药物饮食气味温和者易化为少火令正气盛壮。壮火，指药物饮食气味纯阳的作用。少火，指药物饮食气味温和的作用。气，指正气。之，作使、令解。后世对壮火、少火的含义，有进一步的发挥，认为壮火即病理之火，少火为生理之火，生理之火可滋补元气，病理之火可衰削元气。

⑤★壮火食气，气食少火；壮火散气，少火生气：药物饮食的纯阳作用消蚀耗散人体的元气，人体的元气仰饲药物饮食的温和作用；药物饮食的纯阳作用耗散人体的元气，药物饮食的温和作用补养人体的元气。前"食"字，是消蚀的意思，后"食"字，音义同饲。

【图解要点】

1. 药食的气、味与人体形、精、气、化之间相互转化关系

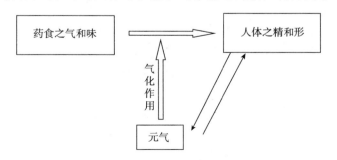

2. 药食气味的属性及作用

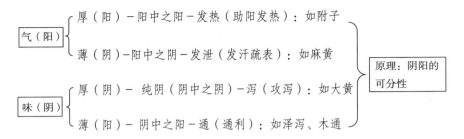

气（阳）
- 厚（阳）－阳中之阳－发热（助阳发热）：如附子
- 薄（阴）－阳中之阴－发泄（发汗疏表）：如麻黄

味（阴）
- 厚（阴）－ 纯阴（阴中之阴）－泻（攻泻）：如大黄
- 薄（阳）－ 阴中之阳－通（通利）：如泽泻、木通

原理：阴阳的可分性

★3. 壮火、少火含义和作用

名称	本意	引申义	作用
少火	气味温和的药食	生理之火	滋补人体正气
壮火	气味刚燥的药食	病理之火	消蚀人体正气

【结语】

药食气味分阴阳，且根据阴阳的可分性，有阴中之阴、阴中之阳、阳中之阳、阳中之阴等更为详细的划分。不同的气味属性有不同的功效，药食的气、味进入人体后，可以通过气化作用营养人体，但是当药食气味阴阳太过可以损伤人体精气和形体。这一过程体现了阴阳互根和阴阳转化的辩证关系，对后世精气互根理论及临床治疗虚证有指导意义。

【原文】

寒伤形，热伤气。气伤痛，形伤肿①。故先痛而后肿者，气伤形也；先肿而后痛者，形伤气也。

风胜则动②，热胜则肿③，燥胜则干，寒胜则浮④，湿胜则濡写⑤。

天有四时五行，以生长收藏，以生寒暑燥湿风；人有五藏化五气，以生喜怒悲忧恐。故喜怒伤气，寒暑伤形，暴怒伤阴，暴喜伤阳⑥，厥气上行，满脉去形⑦，喜怒不节，寒暑过度，生乃不固，故重阴必阳，重阳必阴⑧，故曰：冬伤于寒，春必温病⑨；春伤于风，夏生飧泄⑩；夏伤于暑，秋必痎疟⑪；秋伤于湿，冬生咳嗽⑫。

【词句解释】

①寒伤形，热伤气，气伤痛，形伤肿：寒邪伤人形体，热邪伤人气

分。气无形，气伤则气机阻滞不通，不通则痛。形有象，形伤则象变，而为肿。

②★风胜则动：风气偏胜，肝木受邪，故表现为动摇、震颤、眩晕等症状。

③★热胜则肿：火热内郁，营气壅滞肉理，聚为痈疡红肿。因热胜之肿与上文"形伤肿"不同，热胜之肿，多指外科疾患之局部红肿热痛。"形伤肿"多弥散无疼痛。

④★寒胜则浮：寒为阴邪，易伤阳气，阳气不行，聚水成为浮肿。浮，浮肿。义同上文"形伤肿"的肿。张介宾注："寒胜者，阳气不行，为胀满浮虚之病。"

⑤★湿胜则濡写：脾被湿困，不能运化水谷，故泄泻稀溏。濡写，又称湿泻，由湿邪伤脾所致。

⑥暴怒伤阴，暴喜伤阳：暴怒则肝气横逆而血乱，故伤阴。暴喜则心气弛缓而神逸，故伤阳。阴，指肝。阳，指心。张志聪注："多阳者多喜，多阴者多怒，喜属阳而怒属阴也。是以卒暴而怒，则有伤于阴矣；卒暴之喜，则有伤于阳矣"。

⑦厥气上行，满脉去形：逆乱之气上行，满于经脉，神气耗散。厥气，逆乱之气。满脉，邪气亢盛，充斥脉体。去形，神气浮越，去离形骸。

⑧重阴必阳，重阳必阴：阴极而阳生，阳极而阴生，阴阳在一定的条件下相互转化。此句是对下文"冬伤于寒，春必温病"等发病规律的概括。

⑨冬伤于寒，春必温病：冬季感受寒邪，不即时发病，至来年春季阳气发越，产生温热疾病。张介宾注："冬伤于寒者，以类相求，其气入肾，其寒侵骨。其即病者，为直中阴经之伤寒；不即病者，至春夏则阳气发越，营气渐虚，所藏寒毒，外合阳邪而变为温病。"

⑩春伤于风，夏生飧泄：春季感受风邪，不即时发病，留连于夏季，克伐脾土，产生完谷不化的泄泻。

⑪夏伤于暑，秋为痎疟：夏季感受暑邪，暑汗不出，暑热内伏，至秋季，新凉外束，寒热交争，产生寒热往来的疟疾。痎疟，即疟疾的总称。

⑫秋伤于湿，冬生咳嗽：夏秋之交，感受湿邪，不即时发病，至冬季，湿郁化热，冬寒外闭，乘袭肺金，产生咳嗽。

【图解要点】

1. 外邪的致病特点

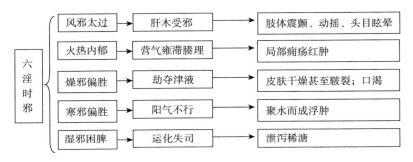

2. 七情内伤的致病特点

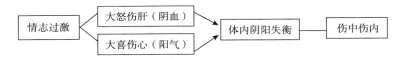

3. 四时伏邪发病机制

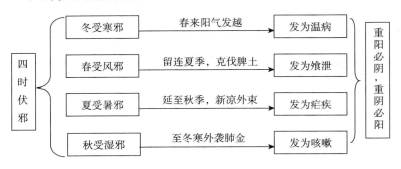

【结语】

本节讨论了三方面内容：①六淫之邪的致病特点。天之六气，乃风寒暑湿燥火，其太过和不及，皆能危害人体而成为致病因素，称为"淫"；②七情内伤的致病特点。提出了"暴怒伤阴（血），暴喜伤阳（气）"的情志致病规律。伤阴伤阳，则人体内阴阳相乱，平衡失调，于是呈现"厥气上行，满脉去形"的病理状态；③感受四时邪气延时发生的病证。六淫邪气侵袭人体，不即时发病，邪气留恋，可以延时发病。

在临床实践中，气之寒热、病邪之内外不同，所伤人体形气也不同。甚至同是外邪侵犯人体，其阴阳病证也有不同。

【原文】

帝曰：余闻上古圣人，论理人形，列别藏府，端络经脉，会通六合，各从其经，气穴所发，各有处名，溪谷属骨，皆有所起，分部逆从，各有条理，四时阴阳，尽有经纪，外内之应，皆有表里，其信然乎？岐伯对曰：东方生风，风生木，木生酸，酸生肝，肝生筋，筋生心，肝主目。其在天为玄，在人为道，在地为化。化生五味，道生智，玄生神，神在天为风，在地为木，在体为筋，在藏为肝，在色为苍，在音为角，在声为呼，在变动为握，在窍为目，在味为酸，在志为怒。怒伤肝，悲胜怒；风伤筋，燥胜风；酸伤筋，辛胜酸。

南方生热，热生火，火生苦，苦生心，心生血，血生脾，心主舌。其在天为热，在地为火，在体为脉，在藏为心，在色为赤，在音为徵，在声为笑，在变动为忧，在窍为舌，在味为苦，在志为喜。喜伤心，恐胜喜；热伤气，寒胜热；苦伤气，咸胜苦。

中央生湿，湿生土，土生甘，甘生脾，脾生肉，肉生肺，脾主口。其在天为湿，在地为土，在体为肉，在藏为脾，在色为黄，在音为宫，在声为歌，在变动为哕，在窍为口，在味为甘，在志为思。思伤脾，怒胜思；湿伤肉，风胜湿；甘伤肉，酸胜甘。

西方生燥，燥生金，金生辛，辛生肺，肺生皮毛，皮毛生肾，肺主鼻。其在天为燥，在地为金，在体为皮毛，在藏为肺，在色为白，在音为商，在声为哭，在变动为咳，在窍为鼻，在味不辛，在志为忧。忧伤肺，喜胜忧；热伤皮毛，寒胜热；辛伤皮毛，苦胜辛。

北方生寒，寒生水，水生咸，咸生肾，肾生骨髓，髓生肝，肾主耳。其在天为寒，在地为水，在体为骨，在藏为肾，在色为黑，在音为羽，在声为呻，在变动为栗，在窍为耳，在味为咸，在志为恐。恐伤肾，思胜恐；寒伤血，燥胜寒；咸伤血，甘胜咸。

故曰：天地者，万物之上下也；阴阳者，血气之男女也；左右者，阴阳之道路也；水火者，阴阳之征兆也；阴阳者，万物之能始也。故曰：<u>阴在内，阳之守也；阳在外，阴之使也</u>[①]。

【词句解释】

①★阴在内，阳之守也；阳在外，阴之使也：阴气居于内，为阳气的主持；阳气居于外，为阴气的役使。守，镇守于内。使，役使于外。言阴阳的互根互用。

【图解要点】

五行在医学上的运用

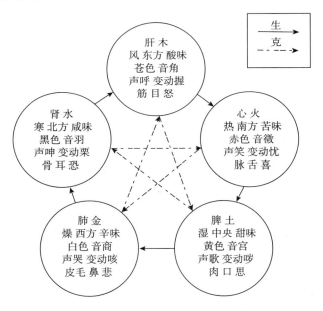

【结语】

《内经》通过五行生克制化规律，将人体脏腑之间，脏腑与体表，以及人体与自然、社会的密切联系起来，成为五个以五脏为主体、外应五时五气的五个功能活动系统。这种整体观点，不仅对形成藏象理论有深远意义，而且对指导临床有积极作用。

【原文】

帝曰：法阴阳奈何？岐伯曰：阳胜则身热，腠理闭，喘粗为之俛仰，汗不出而热，齿干以烦冤，腹满，死，能冬不能夏；阴胜则身寒，汗出，身常清，数栗而寒，寒则厥，厥则腹满，死，能①夏不能冬。此阴阳更胜之变，病之形能②也。

帝曰：调此二者奈何？岐伯曰：能知七损八益③，则二者可调；不知用此，则早衰之节也。年四十，而阴气自半④也，起居衰矣；年五十，体重，耳目不聪明矣；年六十，阴痿⑤，气大衰，九窍不利，下虚上实，涕泣俱出矣。故曰：知之则强，不知则老，故同出而名异耳。智者察同，愚者察异。愚者不足，智者有余，有余则耳目聪明，身体轻强，老者复壮，壮者益治。是以圣人为无为之事，乐恬淡之能，从欲快志于虚无之守，故寿命无穷，与天地终，此圣人之治身也。

【词句解释】

①能（nài 耐）冬不能夏：能，音义同耐。

②形能（tài 态）：能，同态。即形态。指疾病所产生的症状和体征而言。形，指形体、形状。

③★七损八益：房中七种损害精气、八种有益精气的做法。

④阴气自半也：阴气，真阴之气。自半，自耗其半。

⑤阴痿：即阳事不举，又叫阳痿。痿，与萎通，萎弱不用也。

【图解要点】

★1. 阴阳偏胜的病机、预后分析

类别	症状与病机	预后转归	特点
阳胜则热	身热 - 阳胜则热 腠理闭 - 阳胜则表实 喘粗为之俯仰 - 热郁胸中，肺气不利 汗不出而热 - 腠理闭，汗不出，热不得散 齿干 - 热邪伤阴，齿失濡润 烦闷 - 热郁于里，不得泄越	腹满——死 热滞阳明，腑气不通 耗伤阴液 - 胃失濡润，不能腐谷 化源竭绝，预后凶险	能冬不能夏
阴胜则寒	身寒战栗，四肢厥冷——阴寒内盛，脏腑肢体失温 汗出——阴胜则阳虚，卫外不固，腠理开泄	腹满——死 热滞阳明，腑气不通 耗伤阴液 胃失濡润，不能腐谷 化源竭绝，预后凶险	能冬不能夏

2. 以阴阳理论指导养生

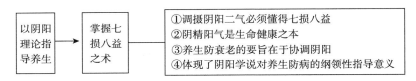

【结语】

本节论述了阴阳偏胜的临床表现及其与季节阴阳变化的关系，并结合阴阳理论阐述了养生的原则

虽然同是腹满之症，却可以有阳胜和阴胜这样截然相反的病机，且严重的都可以导致死亡。病机的阴阳属性，与外界环境的阴阳寒热共同作用，决定患者的预后转归。同时，阴精阳气是健康之本，养生防衰老的关键就是协调阴阳。因此，遵七损八益之理进行养生，是健康长寿的关键。

【原文】

故善用针者，从阴引阳，从阳引阴[①]，以右治左，以左治右，以我知彼，以表知里，以观过与不及之理，见微得过，用之不殆。善诊者，察色按脉，先别阴阳；审清浊而知部分；视喘息、听音声而知所苦；观权衡规矩[②]而知病所主；按尺寸、观浮沉滑涩而知病所生[③]。以治无过，以诊则不失矣。

【词句解释】

①从阴引阳，从阳引阴：由于人身的阴阳气血内外上下交相贯通，所以针刺阳分或阴分，能够调节相对一方经脉的虚实盛衰。

②权衡规矩：均为古之衡器和量具，引申为判断的准绳。此喻四时脉象，规，做圆之器，喻春季脉圆滑之象；矩，做方之器，喻夏季脉方盛之象；衡，称杆，喻秋季脉不上不下，平衡于中；权，称锤，喻冬季脉伏沉之象。

③按尺寸、观浮沉滑涩而知病所生：尺，尺肤，前臂内侧从肘至腕的一段皮肤。寸，寸口脉。诊尺肤的滑涩，按寸口脉的浮沉可以指导疾病发生的情况。此滑涩囊括尺肤诊的内容，浮沉囊括寸口脉诊的内容。

【图解要点】

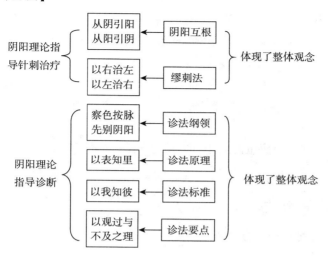

【结语】

根据人体脏腑经脉表里阴阳气血交相贯通的理论，提出了用针治病，亦当取法阴阳。

人是一个有机的整体，人体脏腑由经络连属，构成脏腑相合的表里关系，人体阴阳气血循经脉周流，互相贯通。故指出用针刺法治疗疾病时，可以从阴而引阳分之邪，从阳而引阴分之邪，病在左者取之右，病在右者取之左。这是针刺治疗疾病的一般法则。至今仍具有重要的实践价值。

中医学运用阴阳学说诊病的关键，后世建立的八纲辨证，以阴阳二纲为总纲，其根据即本于此。特别强调四诊合参和辨别病证阴阳属性的重要性，是辨证论治的前提和依据。

思考题

《素问·阴阳应象大论篇》曰："冬伤于寒，春必温病；春伤于风，夏生飧泄；夏伤于暑，秋必痎疟；秋伤于湿，冬生咳嗽。"谈谈您对这段经文的理解。

复习技巧点拨

本章内容考试时以选择题、填空题、词句解释、问答题为主，也可能会有病案分析题。全国性的各类资格考试，如执业药师、职称考试等常见选择题。高职、专科、本科、自学《内经选读》考试则以上各类题型均有。研究生入学考试中常见于选择题、词句解释和论述题。

要求背诵部分可以出现在填空题或在主观题的默写中；一些经典小词句如"壮火""少火""七损八益"等多见于词句解释或选择题；一些涉及到临床发挥的内容可见于简答题或病案分析题。

素问·阴阳离合论（节选）

【考点重点点拨】

★掌握阴阳的无限可分性

【原文】

阴阳者，数之可十，推之可百，数之可千，推之可万，万之大，不可胜数，然其要一也①。

【词句解释】

①然其要一也：阴阳虽然可以化身千万，有无限可分性，其一阴一阳，对立统一的属性却是固定不变的。

【图解要点】

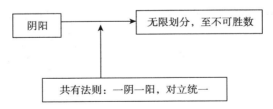

【结语】

阴阳是无限可分的。但是无论分成多少，阴阳双方对立统一的特性始终不变。

思考题

阐述你对阴阳数之不尽，却又有共同特点的规律是如何理解的。

复习技巧点拨

　　本章内容考试时以选择题、填空题为主。全国性的各类资格考试，如执业药师、职称考试等常见选择题。高职、专科、本科、自学《内经选读》考试则以上各类题型均有。研究生入学考试一般以论述题形式出现。

素问·六微旨大论（节选）

【考点重点点拨】

★理解阴阳运动变化的特点

【原文】

　　帝曰：其升降何如？岐伯曰：气之升降，天地之更用①也。

　　帝曰：愿闻其用何如？岐伯曰：升已而降，降者谓天；降已而升，升者谓地。天气下降，气流于地；地气上升，气腾于天。故高下相召②，升降相因③，而变作矣。

【词句解释】

①更用：相互作用。

②相召：相互召唤、配合。召，招引，引申为配合。

③相因：互为因果。

【图解要点】

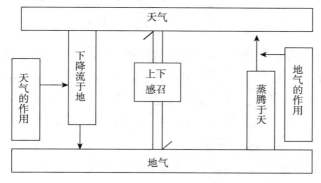

【结语】

天地是一个整体，天地之间的升降作用是相互的。由于天地有上下相互感召的作用，上升与下降产生因果关系，故能产生自然界无尽的变化。

【原文】

成败倚伏①生乎动，动而不已，则变作矣。

帝曰：有期乎？岐伯曰：不生不化，静之期也。

帝曰：不生化乎？岐伯曰：出入废，则神机化灭；升降息，则气立孤危。故非出入，则无以生长壮老已；非升降，则无以生长化收藏。是以升降出入，无器不有。故器者生化之宇，器散则分之，生化息矣。故无不出入，无不升降。化有小大，期有近远。四者之有，而贵常守，反常则灾害至矣。

【词句解释】

①倚伏：潜伏的因果关系。相因叫"倚"。隐藏叫"伏"。

【图解要点】

阴阳的运动变化的特点。

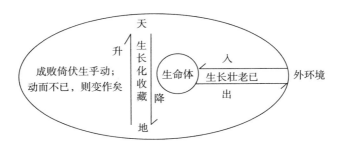

【结语】

运动是物质存在的形式及固有属性，世界上一切物质，包括整个自然界，都处于永恒的无休止的运动之中，动而不息是自然界的根本规律。"天主生物，故恒于动，人有此生，亦恒于动"（《格致余论》）。中医学就是用运动变化的观点，来分析研究生命、健康和疾病等医学问题，这是中医学的基本学术思想。

气的运动谓气机，气机的表现形式多种多样，言之概有四种：升降出入。自然界的生长化收藏，人体的生长壮老已，无不赖之以变化。升降出入运动是所有形体器官的共性。四者之间还必须保持正常，否则自然界就会灾害降临，人体就将发生疾病。

🤔思🤔考🤔题

"动而不已，则变作矣"的医学观念是什么？

🤔复🤔习🤔技🤔巧🤔点🤔拨

本章内容考试时以选择题、填空题、词句解释、简答题为主，也可能会有病案分析题。全国性的各类资格考试，如执业药师、职称考试等常见选择题。高职、专科、本科、自学《内经选读》考试则以上各类题型均有。研究生入学考试中常见于论述题。

要求背诵部分可以出现在填空题或在主观题的默写中；"气之升降，天地之更用""成败倚伏生乎动"等小词句多见于词句解释或选择题；"动而不已，则变作矣""出入废，则神机化灭"等经典句子的阐释不仅可以在选择题中考察，还可结合临床发挥出现在问答题。

🤔巩🤔固🤔与🤔练🤔习

一、选择题

（一）A 型题

1. 《素问·阴阳应象大论》"阴阳反作，病之逆从"是指哪种病机（　　）

  A. 阴盛于外，阳盛于内　　B. 阳盛于外，阴盛于内

  C. 清气在下，浊气在上　　D. 清气在上，浊气在下

  E. 寒气在下，热气在上

2. 对《素问·阴阳离合论》阴阳"数之可十，推之可百，数之可千，推之可万"理解正确的是：（　　）

  A. 阴阳广泛存在于自然界　　B. 阴阳越数越多

  C. 阴阳数目庞大　　D. 阴阳不可捉摸

  E. 阴阳具无限可分性

3. 下面关于《素问·六微旨大论》对于气机的认识正确的是（   ）

    A. 人体气机没有升降   B. 自然界气机没有出入

    C. 升降出入，无器不有   D. 人生病是因为升降出入正常

    E. 生命在于静止

（二）B 型题

    A. 发散   B. 发泄

    C. 通利   D. 涌泄

    E. 发热

4. 《素问·阴阳应象大论》认为气厚的药食功效是（   ）

5. 《素问·阴阳应象大论》认为味薄的药食功效是（   ）

    A. 阴阳本质上是一回事   B. 阴阳可以混淆

    C. 阴阳可以无限制地细分   D. 阴阳固有的属性不会变化

    E. 均分对等正是阴阳之要

6. 《素问·阴阳离合论》"然其要一也"的含义是指（   ）

7. 对《素问·阴阳离合论》阴阳划分理解正确的是（   ）

（三）X 型题

8. 下列对《素问·阴阳应象大论》少火认识正确的是（   ）

    A. 引申为病理之火   B. 使正气更强壮

    C. 来自性味刚猛的药物   D. 来自性味温和的药物

    E. 引申为生理之火

9. 下列符合《素问·阴阳离合论》主要观点的是（   ）

    A. 一花一世界

    B. 一叶一菩提

    C. 再微小的事物里也有阴阳

    D. 作为最小的物质，夸克没有阴阳之分

    E. 从固有属性的角度看，天之日月与人之阴阳有可比性

10. 《素问·六微旨大论》"气之升降，天地之更用"是指（   ）

    A. 升已而降，降者谓天   B. 降已而升，升者谓地

    C. 天气下降，气流于地   D. 地气上升，气腾于天

    E. 高下相召，升降相因，而变作矣

二、填空题

11. 寒胜则_____，湿胜则濡泻。

12. 阴阳者，数之可十，_____，数之可千，_____，万之大，不可胜数，_____。

13. 出入废，_____；升降息，_____。故非出入，_____；非升降，_____。

三、词句解释

14. 七损八益

四、简答题

15. 默写阴阳总纲，并解释其具体含义。

16. 结合《素问·六微旨大论》原文简述阴阳运动变化的特点。

五、论述题

17. 某男，72 岁，2014 年 12 月 12 日因头昏乏力来诊。头昏乏力，恹恹欲睡，纳少泛恶，小便黄赤，大便三日未行。面色晦暗，舌暗苔黄厚，脉沉紧。根据以上病案，分析患者符合《素问·阴阳应象大论》哪些原文？默写相关原文、解释其字面意思及医理，并结合原文谈一下该患者的治疗思路。

18. 某女，76 岁，2015 年 1 月 16 日因大便难下一周来诊。喘喝乏力，恹恹欲睡，纳少泛恶，嗳气频频，小便黄赤，大便一周未行。面色暗黄，舌红苔黄厚而糙，脉弦滑。根据以上病案，分析患者符合《素问·六微旨大论》哪些原文？默写相关原文、解释其字面意思及医理，并结合原文谈一下该患者的治疗思路。

参考答案

一、选择题

1. C　2. E　3. C　4. E　5. C　6. D　7. C

8. BDE　9. ABCE　10. ABCDE

二、填空题

11. 浮

12. 推之可百　推之可万　然其要一也

13. 则神机化灭　则气立孤危　则无以生长壮老已　则无以生长化收藏

五、论述题

提示：17. 患者符合经文"浊气在上，则生（䐜）胀。"可结合原文展开论述。

提示：18. 患者符合经文"升降息则气立孤危。"可结合原文展开论述。

其他题型答案参见本章相关内容。

第三单元　藏气法时

素问·灵兰秘典论（节选）

【考点重点点拨】

★1. 掌握十二脏腑各自的功能特点及相应的名称

★2. 脏腑之间的相应关系及心的主导作用

【原文】

黄帝问曰：愿闻十二藏之相使，贵贱何如？岐伯对曰：悉乎哉问也！请遂言之。心者，君主之官也，神明出焉。肺者，相傅之官，治节①出焉。肝者，将军之官，谋虑出焉。胆者，中正之官，决断出焉。膻中者，臣使之官，喜乐出焉。脾胃者，仓廪之官，五味出焉。大肠者，传道之官，变化出焉。小肠者，受盛之官，化物出焉。肾者，作强②之官，伎巧③出焉。三焦者，决渎之官，水道出焉。膀胱者，州都之官，津液藏焉，气化④则能出矣。凡此十二官者，不得相失也。故主明则下安，以此养生则寿，殁世不殆，以为天下则大昌。主不明则十二官危，使道闭塞而不通，形乃大伤，以此养生则殃，以为天下者，其宗大危，戒之戒之！至道在微，变化无穷，孰知其原！窘乎哉，消者瞿瞿，孰知其要！闵闵之当，孰者为良！恍惚之数，生于毫牦，毫牦之数，起于度量，千之万之，可以益大，推之大之，其形乃制。黄帝曰：善哉，余闻精光之道，大圣之业，而宣明大道，非斋戒择吉日，不敢受也。黄帝乃择吉日良兆，而藏灵兰之室，以传保焉。

【词句解释】

①治节：治理调节。比喻肺佐心以调气血、行营卫、治理诸脏的功能。

②作强：指精力充沛，强于所用，偏指体力。

③伎巧：指人的智巧能力。

④气化：此指肾气（阳）对膀胱所藏津液的蒸化和升清降浊功能，包括津液的升腾、输布和尿液的形成、排泄。

【图解要点】

★十二脏腑的主要功能及相互关系

关系	官职比喻	脏腑	功能
不得相失	君主之官	心	神明出焉；主明则下安；主不明则十二官危
	相傅之官	肺	治节出焉
	将军之官	肝	谋虑出焉
	中正之官	胆	决断出焉
	臣使之官	膻中	喜乐出焉
	仓廪之官	脾胃	五味出焉
	传导之官	大肠	变化出焉
	受盛之官	小肠	化物出焉
	作强之官	肾	伎巧出焉
	决渎之官	三焦	水道出焉
	州都之官	膀胱	津液藏焉，气化则能出矣

【结语】

本段原文是从社会学角度对人体脏腑功能的经典诠释。心的功能如同君主，在所有脏腑中最为重要，而其它各个脏腑也是缺一不可的。它们以心为中心，确立了明晰的功能系统，彼此配合，相互协调，从而实现人体的健康无病。

思考题

阐述你对"凡此十二官者不得相失也"的理解。

复习技巧点拨

本章内容考试时以选择题、填空题、词句解释、简答题为主。全国性的各类资格考试，如执业药师、职称考试等常见选择题。高职、专科、本科考试则以上各类题型均有。研究生入学考试中常见于论述题。

"十二脏腑的主要功能及相互关系"内容多出填空题或简单题，基本术语多出词句解释题。但其关键字词也可出选择题和填空题。

素问·六节藏象论（节选）

【考点重点点拨】

★掌握藏象概念及五脏性能

【原文】

帝曰：藏象何如？岐伯曰：心者，生之本，神之变①也；其华在面，其充在血脉，为阳中之太阳，通于夏气。肺者，气之本，魄之处也；其华在毛，其充在皮，为阳中之太阴，通于秋气。肾者，主蛰，封藏之本②，精之处也；其华在发，其充在骨，为阴中之少阴，通于冬气。肝者，罢极之本③，魂之居也；其华在爪，其充在筋，以生血气，其味酸，其色苍，此为阳中之少阳，通于春气。脾、胃、大肠、小肠、三焦、膀胱者，仓廪之本，营之居也，名曰器，能化糟粕，转味而入出者；其华在唇四白，其充在肌，其味甘，其色黄，此至阴之类通于土气，凡十一藏取决于胆也。

【词句解释】

①神之变：神之处，指心具有藏神的功能。

②★主蛰，封藏之本：此以冬眠伏藏之虫，比喻肾主藏精，宜闭藏而不妄泄的功能，故称"封藏之本"。

③★罢极之本：肝主筋，筋主运动，筋脉运动强健有力，赖于肝血和肝气的濡养，所以称肝为罢极之本。罢，音义同疲。罢极，即劳困的意思。

【图解要点】

1. 论述五脏性能及其与季节的关系

脏腑	阴阳属性	季节	性能				关联性
			五市	华	充	所藏	
心	阳中之太阳	夏	生之本	面	血脉	藏神	凡十一脏取决于胆
肺	阳中之太阴	秋	气之本	毛	皮	藏魄	
肾	阴中之少阴	冬	封藏之本	发	骨	藏精	
肝	阳中之少阳	春	罢极之本	爪	筋	藏魂；以生血气	
脾	至阴	——	仓廪之本	唇四白	肌	藏营；能化糟粕，转味而入出	
胃、大肠、小肠、三焦、膀胱			名曰器				

★2. 凡十一藏取决于胆

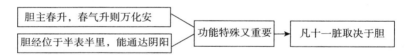

【结语】

"藏"指藏于人体内的具有一定形态结构的脏腑组织器官；"象"是指内脏功能活动反映于外的征象及脏腑的实质形象。"藏"是"象"的内在本质，"象"是"藏"的外在反映。因而，"藏象"是对人体生命的本质与现象诸种联系的高度概括。藏象的含义与现代解剖学中脏器的含义不同，后者立足于微观的实体解剖与描记，前者侧重于脏腑生理功能的宏观概括。从"象"把握"藏"的本质的方法，是中医藏象学说的特点。

五脏是人体之本。以五脏之本为中心，联系诸腑、经脉、体表五华、五体，形成肝、心、脾、肺、肾五个系统的生理活动。这五个系统不仅与天地四时相通应，同时又互相之间紧密联系，从而形成机体五大系统，并与自然界内外相联成一个整体，形成以五脏为中心的藏象学说。原文最后指出："凡十一藏取决于胆也"，亦充分体现了中医整体、联系地看问题的独特思维方式。

思考题

1. 如何理解"肾者，主蛰，封藏之本"？

2. 如何理解"凡十一藏取决于胆也"？

3. 如何理解藏象的概念？

复习技巧点拨

本章内容考试时以选择题、填空题、词句解释、简答题为主。全国性的各类资格考试，如执业药师、职称考试等常见选择题。高职、专科、本科考试则以上各类题型均有。研究生入学考试中常见于论述题。

素问·五藏生成（节选）

【考点重点点拨】

★1. 掌握脉、髓、筋、血、气的生理功能

2. 了解血的调节、流行及其功能

【原文】

诸脉者皆属于目①，诸髓者皆属于脑②，诸筋者皆属于节③，诸血者皆属于心④，诸气者皆属于肺⑤，此四支八溪之朝夕⑥也。故人卧血归于肝⑦，肝受血而能视⑧，足受血而能步，掌受血而能握，指受血而能摄⑨。

【词句解释】

①诸脉者皆属于目：五脏六腑之精气，通过十二经脉上注于目，故"诸脉者皆属于目"。属，有连属、统属之意。

②诸髓者皆属于脑：脊髓上通于脑，脑为精髓之汇聚之处，故诸髓皆属于脑。

③诸筋者皆属于节：筋附于骨节，联络各部骨骼，能弛张收缩，使骨骼关节运动自如，具有束骨而利关节的作用，故诸筋皆属于节。节，指骨节。

④诸血者皆属于心：心主血脉，人体之血液能循环全身而周流不息，营养脏腑组织，主要依靠心气的推动，故诸血皆属于心。

⑤诸气者皆属于肺：肺有主持呼吸之气和一身之气的作用，维持全身脏腑组织正常功能，故诸气皆属于肺。

⑥此四支八溪之朝夕：此言人身脏腑之气血从早到晚时刻出入流行于四肢关节、血脉、骨髓、筋膜之间，如同每天潮汐从不间断地营养全身脏腑组织器官。溪，肉之小会；八溪，指上肢的肘、腕关节，下肢的膝、踝关节，左右侧共八处。朝夕，指海水早涨为潮，晚涨为汐，此处指早晚。

⑦人卧血归于肝：肝具有贮藏血液和调节血量的重要功能，当人清醒和活动时，将贮藏血液输送各个组织器官，以供机体活动之需要。当人入睡休息时，所需血量减少而一部分血液回流贮藏于肝。

⑧肝受血而能视：张介宾注："肝开窍于目，肝得血而神聚于目，故能视"。

⑨指受血而能摄：人的四肢运动，由筋所主，而筋得到肝血濡养，才能使四肢活动自如，产生正常功能，如手指得到血的濡养，才能摄取东西。其足能步，手能握与此同意。摄，有取物之义。

【图解要点】

★1. 论述了脉、髓、筋、血、气的生理

脉（五脏六腑之精气）——→目（视觉）

髓（肾藏精主骨生髓）——→脑（主持肢体运动和思维）

筋（肝主筋）——→全身骨节（运动）

血（心主血脉）——→血脉循行不息

气（肺主气）——→呼吸功能和气机的调节功用

2. 讨论血的调节、流行及其功能

血的调节 { 人卧血归于肝
人动则血行诸经 { ①肝受血而能视 ②足受血而能步 ③掌受血而能握 ④指受血而能摄 }

【结语】

本节阐述脉、髓、筋、血、气在人体具有重要的生理功用，它们又与各自的脏腑相互连属，体现了《内经》整体观。人卧血归于肝，人动血行于诸经的论述，说明肝有贮藏血液和调节血液的生理功能，实为肝藏血功能的具体表现和理论依据。

思考题

1. 脉、髓、筋、血、气的生理功能分别是什么？
2. 肝是如何贮藏血液和调节血液的？血的功能有哪些？

复习技巧点拨

本章内容考试时以选择题、填空题、词句解释、简答题为主。全国性的各类资格考试，如执业药师、职称考试等常见选择题。高职、专科、本科考试则以上各类题型均有。研究生入学考试中结合脉、髓、筋、血、气的生理，常见于论述题。

素问·五藏别论（节选）

【考点重点点拨】

★掌握奇恒之腑、五脏、六腑的生理功能特点，及其两两之间的区别

【原文】

黄帝问曰：余闻方士，或以脑髓为藏，或以肠胃为藏，或以为府。敢问更相反，皆自谓是。不知其道，愿闻其说。岐伯对曰：脑、髓、骨、脉、胆、女子胞，此六者，地气之所生也，皆藏于阴而象于地，故藏而不写①，名曰奇恒之府。夫胃、大肠、小肠、三焦、膀胱，此五者，天气之所生也，其气象天，故写而不藏。此受五藏浊气，名曰传化之府。此不能久留，输写者也，魄门亦为五藏使②，水谷不得久藏。所

谓五藏者，藏精气而不写也，故满而不能实③。六府者，传化物而不藏，故实而不能满④也。所以然者，水谷入口，则胃实而肠虚；食下，则肠实而胃虚。故曰：实而不满，满而不实也。

【词句解释】

①藏而不写：指奇恒之府能贮藏精气，无输泻的功能。写，通泻，输泻之意。

②★魄门亦为五藏使：指肛门启闭功能，依赖五脏之气的调节，而其启闭正常与否，又影响着脏腑气机的升降，故为五脏使。魄与粕，古可通借。肛门排出糟粕，故名曰魄门。使，役使。

③★满而不能实：指五脏精气宜盈满，但不能壅实不行。满，指精气盈满。实，指精气壅实、呆实。

④★实而不能满：指六腑水谷与糟粕宜暂时充实，但不能滞满不行。实，水谷和糟粕暂时充实。满，水谷和糟粕滞满不行。

【图解要点】

★1. 奇恒之腑与六腑比较

	奇恒之腑	传化之腑
所包含之腑	脑、髓、骨、脉、胆、女子胞	胃、大肠、小肠、三焦、膀胱
功能	藏而不泻，类比地藏万物	泻而不藏，类比天运不断
形态	中空	中空

★2. 五脏与六腑的生理功能特点比较

	五脏	六腑
原文	所谓五藏者，藏精气而不写也，故满而不能实	六府者，传化物而不藏，故实而不能满也
特点	藏中亦有泻	泻中亦有藏
功能	藏精气——肝藏血，心藏脉（气），脾藏营，肺藏气，肾藏精	传化物——水谷及其糟粕，五脏代谢后的浊气
临床指导意义	脏病多虚，虚则补之，补中寓通	腑病多实，实则泻之，以通为用

★3. "魄门亦为五脏使，水谷不得久藏"——揭示了魄门的生理与五脏之间的密切关系

$$
\text{魄门的启闭}
\begin{cases}
\text{心神的主宰} \\
\text{肝气的条达} \\
\text{脾气的升提} \\
\text{肺气的宣降} \\
\text{肾气的固摄}
\end{cases}
$$

【结语】

奇恒之腑功能上与五脏相似，形态上与六腑相似，又没有脏与腑的配属关系，有别于一般的脏腑，故称为"奇恒之腑"。

五脏主藏精气而不泻，故满而不实。在临床上五脏多为虚证，应治以补法，但不可纯补，应该补中寓通，静中有动。

六腑主传化物而不藏，故实而不能满。因而在临床上六腑以满而不通为其主要病理特征，以通降去实为其治疗大法，所以后世有六腑"以通为用"、"以降为顺"的说法。

思考题

1. 奇恒之腑、五脏、六腑的生理功能特点有哪些？

2. 如何理解"魄门亦为五脏使"，有何临床指导意义？

复习技巧点拨

本章内容考试时以选择题、填空题、词句解释、简答题为主。全国性的各类资格考试，如执业药师、职称考试等常见选择题。高职、专科、本科考试则以上各类题型均有。研究生入学考试中结合奇恒之腑、五脏、六腑的生理功能特点，常见于论述题。

1. 奇恒之腑的特点常见于选择和词句解释

2. 五脏、六腑的生理功能特点常见于选择、填空题和简答题

素问·经脉别论（节选）

【考点重点点拨】

★1. 掌握谷食和水饮入胃后其精气输布运行的过程

2. 了解"四时五藏阴阳"的学术观点

【原文】

食气入胃，散精于肝，淫气于筋。食气入胃，浊气①归心，淫精于脉。脉气流经，经气归于肺，肺朝百脉，输精于皮毛。毛脉合精②，行气于府，府精神明，留于四藏③，气归于权衡。权衡以平，气口成寸，以决死生。

饮入于胃，遊溢精气④，上输于脾，脾气散精，上归于肺⑤，通调水道，下输膀胱⑥。水精四布，五经并行⑦。合于四时五藏阴阳⑧，揆度以为常也⑨。

【词句解释】

①浊气：指谷食之气中的浓稠的部分。

②★毛脉合精：肺主气，心主血脉，毛脉合精，即气血相合。

③府精神明，留于四藏：指经脉中的精气，正常运行而不紊乱，流行输布于肝、心、脾、肾四脏。

④遊溢精气：指精气满溢。遊，通游，浮游。游溢，浮游盈溢之意。精气，即由饮化生之精气。

⑤上输于脾，脾气散精，上归于肺：指饮入于胃中，肠胃吸收人体所需之部分化为精微，经过脾的升清作用，上输于肺，而后布散于全身。

⑥通调水道，下输膀胱：因肺主气宣发肃降，既能将脾升清上输的水液布散于全身，又可将浊液借三焦之通道下输膀胱排出体外。

⑦水精四布，五经并行：张志聪注："水精四布者，气化则水行，故四布于皮毛；五经并行者，通灌于五藏之经脉也"。

⑧合于四时五藏阴阳：水谷精气在人体的输布、运行是同四时五脏

的阴阳变化相适应的。合，应合。

⑨揆度以为常也：诊察人体时，要以上述原则作为常规大法。揆度，测度也。

【图解要点】

1. 论述了谷食入胃后其精气输布运行的过程

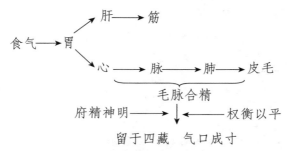

★2. 论述了水饮入胃后其精气输布运行的过程

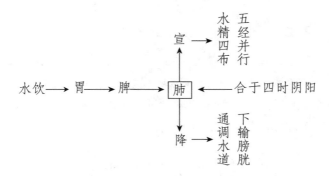

【结语】

本节阐述了饮食入胃后的输布运行过程及"四时五藏阴阳"的含义。

1. 谷食入胃后的输布运行过程及气口成寸的道理

谷食精气的输布过程，主要有两个方面。一是"散精于肝"，经肝气的疏泄，滋养全身筋脉，这阐明了肝与筋的内在联系，为"肝主筋"的理论提供了依据。二是"浊气归心"，注之于经脉，借助肺朝百脉作用，外达于皮毛，内输于五脏六腑。并通过经脉而反映于寸口，所以诊察寸口脉象的变化能测知人体各脏腑的生理与病理。

2. 水饮入胃后的输布运行过程

水饮入胃后，经胃的作用，脾的转输，上输于肺，经过肺的宣降作用，敷布于五脏之经脉，其中代谢产物，由肺通调水道，下输膀胱，排出体外。文中说明脾、胃、肺、膀胱都参与了水液代谢过程，而其中肺的宣发通调水道作用尤显重要。

3. "四时五藏阴阳"的含义

本篇指出，水谷精气的输布、运行与自然界四时阴阳变化是相适应的，提示四时、五脏、阴阳是一个统一的整体，不可分割。这是贯穿于《内经》的重要学术思想。

思考题

1. 谷食入胃后的输布运行过程是怎样的？
2. 水饮入胃后的输布运行过程是怎样的？

复习技巧点拨

本章内容考试时以选择题、填空题、词句解释、简答题为主。全国性的各类资格考试，如执业药师、职称考试等常见选择题。高职、专科、本科考试则以上各类题型均有。研究生入学考试中结合谷食、水饮入胃后的输布过程，常见于论述题。

素问·太阴阳明论

【考点重点点拨】

★1. 掌握阳道实，阴道虚的主旨

2. 了解阴经、五脏和阳经、六腑的发病规律和区别，并了解脾病而四肢不用的机制及脾与胃在生理、病理上的相互关系

【原文】

黄帝问曰：太阴阳明为表里，脾胃脉也，生病而异者何也？岐伯对曰：阴阳异位①，更虚更实②，更逆更从，或从内，或从外，所从不同，

故病异名也。

帝曰：愿闻其异状也。岐伯曰：阳者，天气也，主外。阴者，地气也，主内。故阳道实，阴道虚③。故犯贼风虚邪者，阳受之；食饮不节，起居不时者，阴受之。阳受之则入六府，阴受之则入五藏④。入六府则身热，不时卧，上为喘呼。入五藏则䐜满闭塞，下为飧泄，久为肠澼。故喉主天气，咽主地气，故阳受风气，阴受湿气。故阴气从足上行到头，而下行循臂到指端；阳气从手上行至头，而下行至足。故曰：阳病者，上行极而下；阴病者，下行极而上。故伤于风者，上先受之；伤于湿者，下先受之。

【词句解释】

①阴阳异位：指足太阴脾经与足阳明胃经循行的部位不同。

②更虚更实：言太阴阳明与四时的虚实顺逆关系不同。春夏为阳，阳明之气与之相应，故春夏之季阳明实而太阴虚；秋冬为阴，太阴之气与之相应，故秋冬之季太阴实而阳明虚。

③★阳道实，阴道虚：指属于阳的六腑，多病外感而为实证；属于阴的五脏，多病内伤而为虚证。张介宾注："阳刚阴柔也。又外邪多有余，故阳道实；内伤多不足，故阴道虚。"

④阳受之则入六府，阴受之则入五藏：虚邪贼风从阳经（表）而传入六府，饮食劳伤易损阴经（里）而传入五脏。言病邪不同，侵犯传播的途经不同，所造成病变亦各异。

【图解要点】

1. 以太阴和阳明为例，论述了因经脉脏腑阴阳属性不同其发病各异的道理和规律

	阴经、五脏	阳经、六腑
发病	饮食起居不慎之阴邪，由内而生，伤及五脏，多为里阴不足之证，可见䐜胀、飧泄、肠澼等症	外感六淫阳邪，由外入里，传及六腑，多为阳热有余之证，可见身热、不得卧、喘呼等症
传变	阴经之病下行日久转趋于上	阳经之病上行日久转趋于下
特点	湿为阴邪而易伤下、伤阴、伤脾	风为阳邪而易伤上、伤阳、伤胃

2. 论述"阳道实，阴道虚"的观点

经脉	发病特点
阳明胃经	津液易伤，病多从燥化、热化，故以热证、实证多见——实则阳明
太阴脾经	阳气易伤，病多从湿化、寒化，故以寒证、虚证多见——虚则太阴

【结语】

本节讨论了不同病邪侵犯人体的发病规律。病因有阴阳，人体体表部位、脏腑、经络也有不同的阴阳属性，因此，邪气伤人也表现出同气相求的发病规律。

"阳道实，阴道虚"是阴阳学说的重要观点，为《伤寒论》有关脾胃病证的治疗提供了基础。

【原文】

帝曰：脾病而四支不用，何也？岐伯曰：四支皆禀气于胃，而不得至经，必因于脾，乃得禀也。今脾病不能为胃行其津液①，四支不得禀水谷气，气日以衰，脉道不利，筋骨肌肉，皆无气以生，故不用焉。

帝曰：脾不主时，何也？岐伯曰：脾者土也，治中央，常以四时长四藏，各十八日寄治，不得独主于时也②。脾藏者，常著胃土之精也。土者，生万物而法天地，故上下至头足，不得主时也。

帝曰：脾与胃以膜相连耳，而能为之行其津液，何也？岐伯曰：足太阴者，三阴也，其脉贯胃属脾络嗌，故太阴为之行气于三阴③。阳明者，表也，五藏六府之海也，亦为之行气于三阳④。藏府各因其经而受气于阳明，故为胃行其津液。四支不得禀水谷气，日以益衰，阴道不利，筋骨肌肉无气以生，故不用焉。

【词句解释】

①津液：此指水谷之精气。

②各十八日寄治，不得独主于时也：张志聪注："春夏秋冬，肝心肺肾之所主也。土位中央，灌溉于四藏，是惟四季月中，各旺十八日。是四时之中皆有土气，而不独主于时也。五藏之气，各主七十二日，以成一岁。"

③太阴为之行气于三阴：脾为胃行气太阴、少阴、厥阴，将阳明之气运达阴经。之，指胃。

④亦为之行气于三阳：言阳明之气行气于三阳经，也由脾气运化所完成。

【图解要点】

1. 脾病而四肢不用的机制

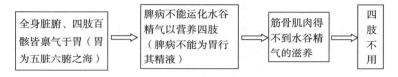

2. 脾与胃在生理、病理上的相互关系

类别	脾与胃的关系
解剖	系膜相连
经脉	通过各自隶属的经脉相互联络，构成表里关系，脾经又贯通于胃
生理	胃主受纳水谷，为脏腑气血之源，脾主运化，才能把水谷精气输布到四肢百骸及全身脏腑组织，得以充养
病理	脾病不能为胃行其精微

【结语】

本节主要论述了脾病而四肢不用的机制，《素问·痿论篇》提出"治痿者独取阳明"的治则，亦是以此理论依据而制定的，至今仍指导着临床实践。

本节探讨了脾与胃在解剖、生理、病理上的相互关系，提出脾为胃行津液至三阴三阳经的理论。

本节还提出"脾者土也，治中央，常以四时长四藏，各十八日寄治，不得独主于时也"的观点，进一步补充了四时五脏阴阳的理论。指出脾不单独主时，但在四时中"各十八日寄治"，发挥着主导作用，进一步明确脾的重要生理功能。

思考题

1. 如何理解"阳道实，阴道虚"，有何意义？

2. 脾病而四肢不用的机制是什么？

3. 脾与胃在生理、病理上的相互关系有哪些？

复习技巧点拨

　　本章内容考试时以选择题、填空题、词句解释、简答题为主。全国性的各类资格考试，如执业药师、职称考试等常见选择题。高职、专科、本科考试则以上各类题型均有。研究生入学考试中结合脾与胃在生理、病理上的相互关系，常见于论述题。

灵枢·脉度（节选）

【考点重点点拨】

　　了解五脏与七窍的生理关系，五脏与七窍在病理上相互影响，以及五脏与七窍密切相关理论的临床意义

【原文】

　　五藏常内阅于上七窍也[①]，故肺气通于鼻，肺和则鼻能知臭香矣；心气通于舌，心和则舌能知五味矣；肝气通于目，肝和则目能辨五色矣；脾气通于口，脾和则口能知五谷矣；肾气通于耳，肾和则耳能闻五音矣。五藏不和则七窍不通，六府不和则留为痈[②]。

【词句解释】

　　①五藏常内阅于上七窍也：五脏藏于内的精气，通过所属的经脉上通于颜面诸窍，以维持其正常的生理功能，故曰五脏常内阅于上七窍。阅，经历之意，此处可引申为相通。上七窍，指两目、两耳、鼻、口、舌，因其均在颜面部，故称上七窍。

　　②六府不和则留为痈：此言六腑功能失调，使营卫气血运行阻滞，郁而发热，热胜则肉腐，而致痈疡。张介宾注："六府属阳主表，故其不利，则肌腠留为痈疡。"

【图解要点】

五脏与七窍的生理、病理关系及临床意义

五脏	生理联系	七窍功能	病理联系	临床意义
肺司呼吸	肺气通于鼻	通行呼吸，辨别香臭	肺气失宣，则鼻塞不通	宣肺透窍
心主血脉	心气通于舌	分辨五味，调节发音	心火上炎，则舌赤红肿	清心降火
肝藏血	肝气通于目	视物形态，分辨五色	肝经风热，则目赤肿痛	补血养肝
脾主运化	脾开窍于口	食欲旺盛，口味调和	脾虚不运，则饮食口淡无味	健脾消滞
肾藏精	肾气通于耳	主持听觉，分辨五音	肾精亏虚，则听力下降，不能分辨五音	滋肾补精

【结语】

本节论述了五脏和七窍的密切关系。

五脏的精气由经脉输送到颜面五官七窍，使七窍与五脏通应相连，发挥正常的生理功能。故五脏得病也可以反映在七窍上，即"五藏不和，七窍不通"。提示我们七窍疾病可通过治疗五脏而获效，这是七窍有病治从内脏着眼的理论根据。

思考题

五脏和七窍关系密切的机制和临床意义如何？

复习技巧点拨

本章内容考试时以选择题、填空题、词句解释、简答题为主。全国性的各类资格考试，如执业药师、职称考试等常见选择题。高职、专科、本科考试则以上各类题型均有。研究生入学考试中结合五脏和七窍的关系，常见于论述题。

灵枢·邪客（节选）

【考点重点点拨】

★掌握心为五脏六腑大主的机制

【原文】

心者，<u>五藏六府之大主也，精神之所舍也</u>①，其藏坚固，邪弗能容也②。容之则心伤，心伤则神去，神去则死矣。故诸邪之在于心者，皆在于心之包络。

【词句解释】

①精神之所舍也：指心是精神所藏之处。虽然人的精神意识活动分属五脏，但由心为总的主宰。舍，居处之意。

②邪弗能容也：意以心为脏腑之主宰，为神所藏之处，有心包络护卫，故不容外邪侵入。

【图解要点】

心为五脏六腑大主的机制

心为君主之官 $\begin{cases} 心主血脉 \\ 心主神明 \end{cases}$

【结语】

本节论述了心为五脏六腑大主的机制。

心是全身脏腑之大主，是因为心主血脉，全身脏腑组织赖心血濡养而维持其正常功能。又因其主神明，是最高主宰，能统摄精神，调节情志，使人体适应内外环境的各种变化，对生命活动发挥着重要的协调和保护作用。《内经》强调心为五脏六腑大主，邪不能伤害的理论，对后世温病学的发展和临床均有深远的影响。

思考题

如何理解心为五脏六腑之大主？

复习技巧点拨

本章内容考试时以选择题、填空题、词句解释、简答题为主。全国性的各类资格考试，如执业药师、职称考试等常见选择题。高职、专科、本科考试则以上各类题型均有。研究生入学考试中结合心与五脏六腑的关系，常见于论述题。

巩固与练习

一、选择题

（一）A 型题

1. 《素问·灵兰秘典论》指出肝的主要生理功能（　　　）

    A. 藏血　　　　　　　　B. 主疏泄

    C. 主谋虑　　　　　　　D. 主筋

    E. 主目

2. 《素问·六节藏象论》认为人以五脏为本，其中肾为（　　　）

    A. 阴精之本　　　　　　B. 先天之本

    C. 封藏之本　　　　　　D. 水火之本

    E. 阳气之本

3. 《素问·六节藏象论》认为主"罢极之本"的脏是（　　　）

    A. 心　　　　　　　　　B. 肝　　　　　　　　C. 肺

    D. 肾　　　　　　　　　E. 脾

4. 据《素问·五藏别论》内容，与奇恒之府有关的论述是（　　　）

    A. 其气象天　　　　　　B. 藏于阴而象于地

    C. 五藏浊气　　　　　　D. 满而不能实

    E. 实而不能满

5. 《素问·太阴阳明论》认为脾的主要生理功能是（　　　）

    A. 脾主四肢　　　　　　B. 脾主运化

    C. 脾统血　　　　　　　D. 脾主肌肉

    E. 脾主为胃行其津液

（二）B 型题

6. 《素问·六节藏象论》认为主"罢极之本"的脏是（　　　）

    A. 心　　　　　　　　　B. 肝　　　　　　　　C. 肺

    D. 肾　　　　　　　　　E. 脾

7. 《素问·六节藏象论》认为主"气之本"的脏是（　　　）

    A. 心　　　　　　　　　B. 肝　　　　　　　　C. 肺

    D. 脾　　　　　　　　　E. 肾

8. 据《素问·经脉别论》所述，未直接参于水液代谢的脏器是（　　）

    A. 脾　　　　　　　　B. 肺　　　　　　　　C. 肝

    D. 膀胱　　　　　　　E. 胃

9.《素问·经脉别论》曰："食气入胃，浊气归"于何脏（　　）

    A. 肝　　　　　　　　B. 心　　　　　　　　C. 脾

    D. 肺　　　　　　　　E. 肾

（三）X 型题

10.《素问·五藏生成》在论述肝的藏血功能时认为（　　）

    A. 肝受血而能视　　　　B. 足受血而能步

    C. 掌受血而能握　　　　D. 指受血而能摄

    E. 耳受血而能闻

11. 据《素问·五藏别论》内容，哪些是描述奇恒之府的（　　）

    A. 天气之所生　　　　　B. 藏而不泻

    C. 皆藏于阴而象于地　　D. 地气之所生

    E. 满而不能实

二、填空题

12.《素问·灵兰秘典论》认为："肝者，＿＿＿＿之官，＿＿＿＿出焉。"

13.《素问·经脉别论》曰："饮入于胃，遊溢＿＿＿＿，上输于脾，脾气散精，上归于＿＿＿＿，通调水道，下输膀胱，

三、词句解释

14. 奇恒之腑

15. 毛脉合精

四、简答题

16. 五脏和六腑的生理功能特点有什么不同？

五、问答题

17. 为什么说肺在水液代谢中有重要作用？这一理论对临床有何指导意义？

参考答案

一、选择题

1. C　2. C　3. B　4. B　5. E　6. B　7. C

8. C　9. B　10. ABCD　11. BCD

二、填空题

12. 将军　谋虑　13. 精气　肺

其他题型参见本单元相关内容

第四单元 血气精神

灵枢·本神

【考点重点点拨】

★1. 掌握针刺本于神的观点，神的分类以及五脏神理论及五脏虚实病证的辨证

★2. 理解神的概念，神产生的条件和基础，人的思维过程

3. 了解神的摄养及神的病理

【原文】

黄帝问于岐伯曰：凡刺之法，先必本于神①。血脉营气精神，此五藏之所藏也。至其淫泆离藏则精失，魂魄飞扬，志意恍乱，智虑去身者，何因而然乎？天之罪欤？人之过乎？何谓德气生精神魂魄心意志思智虑？请问其故。

岐伯答曰：天之在我者德也，地之在我者气也，德流气薄而生者也。<u>故生之来谓之精，两精相搏谓之神，随神往来者谓之魂②，并精而出入者谓之魄③</u>，所以任物者谓之心，心有所忆谓之意④，意之所存谓之志⑤，因志而存变谓之思⑥，因思而远慕谓之虑⑦，因虑而处物谓之智⑧。故智者之养生也，必顺四时而适寒暑，和喜怒而安居处，节阴阳而调刚柔。如是则僻邪不至，长生久视。

【词句解释】

①神：人体之神，有广义和狭义之分，广义之神是人的生命活动的总概括，本篇的"凡刺之法，先必本于神"，"故生之来谓之精，两精相搏谓之神"的"神"就属于此类。狭义之神，即心神，包括精神意识思维和情感，文中所说的精神、魂魄、意志、思虑、喜怒等都属此

类，是人体生命活动的最高形式。

②魂：是人的精神活动形式之一，由心神支配，故曰"随神往来者谓之魂"，从阴阳来分，魂与魄相对，属阳，为意识、知觉、谋虑之类的精神活动。从其与五脏关系来看，"肝藏血，血舍魂"，肝气条达，肝血守藏则魂的功能正常，而能"谋虑出矣"。故汪昂曰："魂属阳，肝藏魂，人之知觉属魂"。

③魄：是人随先天精气产生的精神活动，故曰"并精而出入者谓之魄"，从阴阳来分，魄与魂相对，属阴，因其依附于先天精气，生来具有，故为本能的运动及痛痒感觉等。正如《五经正义》所说："初生之时，耳目心识，手足运动，啼呼为声，此则魄之灵也。"从其与五脏关系来看，"肺藏气，气舍魄"。故汪昂曰："魄属阴，肺藏魄，人之运动属魄。"

④意："心有所忆谓之意"，心感知事物后，根据记忆萌发的未成定见的意念活动，属认识事物的初级阶段。

⑤志："意之所存谓之志"，是在保存意念的基础上，对事物产生了较为明晰的概念。

⑥思："志而存变谓之思"，对已形成的概念进行反复地推敲、琢磨，随时进行调整和改变的过程，就叫做思。

⑦虑："因思而远慕谓之虑"，通过反复思考，对事物进行由近及远，由浅入深的分析，并加以推理、预测，称之为虑。

⑧智："因虑而处物谓之智"，经全面分析综合，对事物作出正确的判断和处理，叫做智。

【图解要点】

★1. 针刺本于神的意义

（1）病人精神状态可影响针刺的疗效。

（2）调节病人的神气可诱导针刺得气。

（3）医生在针刺时须全神贯注细心观察。

（4）医生根据病人的情志变化，了解脏腑之虚实，从而确定治则治法。

2. 神的产生

条件——天德＋地气

基础——阴精＋阳精

3. 神的分类

魂	随神往来，受神主宰，主要包括一些非本能性的较高级的精神思维心理活动，如人的情感、思维等。魂若离开神的支配，则可出现幻觉、梦遊等症
魄	一些与生俱来的本能性的、较低级的神经精神活动均属魄的范畴，即人体本能的感觉和动作，如新生儿的啼哭、吮吸、非条件反射的四肢运动，以及人体的触觉、痛觉、温觉、视觉等

4. 人的精神意识思维活动过程

事物——→心

- 意：接受外界刺激，留下记忆、印象，产生意念活动
　↓
- 志：由印象积累成概念和认识
　↓
- 思：对积累起来的概念进行分析思考
　↓
- 虑：通过分析思考，谋划未来
　↓
- 智：对事物进行正确的判断和处理

【结语】

"凡刺之法，先必本于神"是本篇的重要观点。神，即神气、神机，是人的生命活动的主宰，是脏腑精气的外在表现。本于神，指针刺能否取效，根本在于患者的神机。从形神的关系而言，形是神的物质基础，而神对形具有反作用，这种反作用有时会起到决定性的作用。提出"凡刺之法，先必本于神"的观点，就是强调神在疾病的针刺治疗中起着重要的作用。治疗之所以能发挥作用，除了方法正确外，更重要是人体的神机的作用，即积极回复阴阳平衡的自我调节能力。如果气血精神

竭绝，神机就不能发挥作用，正如《素问·汤液醪醴论篇》所说："形弊血尽而功不立者何？……神不使也。"故掌握病人的精神情志状态，调节病人精神情志以引导经气是治疗疾病的重要环节，所以说"本于神"对于疾病治疗意义重大。

本节提示神的产生以天德地气交流为条件，父母两精相搏为基础。神与精神魂魄四者关系密切。本节对人的精神意识思维活动过程进行了详细的描述。这些描述说明了人类的认识过程是由感性到理性，从低级到高级的。二千年前的《内经》能够有此见解，实属难能可贵。

【原文】

是故怵惕①思虑者则伤神，神伤则恐惧流淫②而不止。因悲哀动中③者，竭绝而失生。喜乐者，神惮散而不藏。愁忧者，气闭塞而不行。盛怒者，迷惑而不治。恐惧者，神荡惮而不收。

心怵惕思虑则伤神，神伤则恐惧自失，破䐃脱肉④，毛悴色夭，死于冬。脾愁忧而不解则伤意，意伤则悗乱⑤，四支不举，毛悴色夭，死于春。肝悲哀动中则伤魂，魂伤则狂忘不精，不精则不正⑥，当人阴缩而挛筋，两胁骨不举，毛悴色夭，死于秋。肺喜乐无极则伤魄，魄伤则狂，狂者意不存人⑦，皮革焦，毛悴色夭，死于夏。肾盛怒而不止则伤志，志伤则喜忘其前言，腰脊不可以俯仰屈伸，毛悴色夭，死于季夏；恐惧而不解则伤精，精伤则骨酸痿厥，精时自下。是故五藏主藏精者也，不可伤，伤则失守而阴虚，阴虚则无气，无气则死矣。是故用针者，察观病人之态，以知精神魂魄之存亡，得失之意，五者以伤，针不可以治之也。

【词句解释】

①怵惕：惊恐不安。

②流淫：指滑精。

③动中：动摇内脏使其不宁。

④破䐃脱肉：形容肌肉极度消瘦。䐃，隆起的大肌肉块。

⑤悗乱：心胸郁闷烦乱之意。悗，同闷。

⑥狂忘不精，不精则不正：即狂妄、愚钝，言行举止失常。

⑦意不存人：精神失常，旁若无人状。

【图解要点】

★1. 情志致病的病理变化

（1）气机紊乱。

（2）直接损伤脏腑。

（3）神志异常。

2. 情志过及伤脏的临床表现和预后

情志过及	损伤五脏	临床表现	预后
怵惕思虑	伤神（心）	恐惧，破䐃脱肉，毛悴色夭	死于冬
愁忧不解	伤意（脾）	悗乱，四支不举，毛悴色夭	死于春
悲哀动中	伤魂（肝）	狂忘不精，行为举止失常，阴缩而挛筋，两胁骨不举，毛悴色夭	死于秋
喜乐无极	伤魄（肺）	狂，意不存人，皮革焦，毛悴色夭，	死于夏
盛怒不止恐惧不解	伤志（肾）伤精	喜忘其前言，腰脊不可以俯仰屈伸，毛悴色夭骨酸痿厥，精时自下	死于季夏

【结语】

本节论述了情志过极引起伤神、伤脏病证的原理。

【原文】

肝藏血，血舍魂①，肝气虚则恐，实则怒。脾藏营，营舍意，脾气虚则四支不用，五藏不安，实则腹胀，经溲不利②。心藏脉，脉舍神，心气虚则悲，实则笑不休。肺藏气，气舍魄，肺气虚则鼻塞不利，少气，实则喘喝胸盈仰息。肾藏精，精舍志，肾气虚则厥，实则胀，五藏不安。必审五藏之病形，以知其气之虚实，谨而调之也。

【词句解释】

①血舍魂：此属倒装句，即魂舍于血。

②经溲不利：指二便不利。

【图解要点】

1. "五神脏"理论

五脏	所藏	所舍	所病	
			虚	实
肝	血	魄	恐	怒
脾	营	意	四支不用，五脏不安	腹胀，经溲不利
心	脉	神	悲	笑不休
肺	气	魄	鼻塞不利，少气	喘喝胸盈仰息
肾	精	志	厥	胀，五脏不安

2. "五神脏"含义

（1）五神活动以五脏功能活动为前提。

（2）五神状态可以视作五脏功能活动的表现。

【结语】

本节提出针刺本于神的观点，论述了人生命活动产生的条件和基础及神的分类，情志失调伤神伤脏的病证及五脏与神的关系与五脏虚实病变的病证等问题。

关于情志致病的预后，本节的阐述颇为深刻。此论述提示我们中医学关于心身关系的认识发端于《内经》。

思考题

1. 如何理解"凡刺之法，先必本于神"？

2. 试述人的思维过程及其规律。

3. 人生命活动产生的条件和基础是什么？有何意义？

4. 五脏虚实的病理变化对"神"有哪些影响？

复习技巧点拨

本章内容考试时以选择题、填空题、词句解释、简答题为主。全国性的各类资格考试，如执业药师、职称考试等常见选择题。高职、专

科、本科考试则以上各类题型均有。研究生入学考试中结合神的概念、神的病理以及神的摄养，常见于论述题。

1. 神与精神魂魄四者的关系常见于填空和单选题，人的精神意识思维活动过程亦可作为填空题出现。

2. 五神脏理论可见于选择题或是简答题。

灵枢·营卫生会

【考点重点点拨】

掌握营卫之气的生成与交会以及特性，营卫与睡眠的关系及老人不眠的机制，三焦的部位划分及功能特点

【原文】

黄帝问于岐伯曰：人焉受气？阴阳焉会？何气为营？何气为卫？营安从生？卫于焉会？老壮不同气，阴阳异位，愿闻其会。岐伯答曰：人受气于谷，谷入于胃，以传与肺，五藏六府皆以受气，其清者为营，浊者为卫①，营在脉中，卫在脉外，营周不休，五十而复大会②。阴阳相贯③，如环无端。卫气行于阴二十五度，行于阳二十五度，分为昼夜，故气至阳而起，至阴而止④。故曰：日中而阳陇为重阳，夜半而阴陇为重阴。故太阴主内，太阳主外⑤，各行二十五度，分为昼夜。夜半为阴陇，夜半后而为阴衰，平旦阴尽而阳受气矣。日中为阳陇，日西而阳衰，日入阳尽而阴受气矣。夜半而大会，万民皆卧，命曰合阴⑥，平旦阴尽而阳受气，如是无已，与天地同纪。

【词句解释】

①清者为营，浊者为卫：水谷精气中之清纯柔和周行者为营，慓悍滑利捍护者为卫。此清和浊，指营卫之气的性能而言。营为水谷之精气所化，其性精专柔和，故能入脉为营；卫为水谷之悍气所化，其性慓悍滑利，故充实于皮肤分肉为卫。

②五十而复大会：营卫二气别行两道，营在脉中，卫在脉外，但在

一昼夜各行五十周次之后，便会合一次。五十，指营卫在一昼夜中，各在人身运行的周次。

③阴阳相贯：营气循行主要沿十二经脉之序，阴阳表里迭行相贯。阴阳，此指阴经和阳经。

④★气至阳而起，至阴而止：指卫气昼行于阳经则人寤，夜行于阴经则人寐。张志聪注："气至阳则卧起而目张，至阴则休止而目瞑"。起、止，言寤与寐。

⑤★太阴主内，太阳主外：营卫之气的循行，营行脉中，始于手太阴经复会于手太阴经，故曰太阴主内。卫气行脉外，起于足太阳经复会于足太阳经，故曰太阳主外。

⑥合阴：夜半子时阴气最盛，营卫二气俱行于阴而大会，故曰合阴。

【图解要点】

1. 营卫之气的生成与交会以及特性

	营气	卫气
来源	谷气（清者）	谷气（浊者）
运行部位	脉中	脉外
运行规律	沿十二经脉之序， 一昼夜运行五十周次	昼行于阳二十五周， 夜行于阴二十五周

2. 营气的昼夜运行图

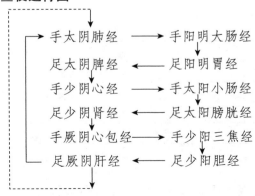

3. 卫气的昼夜运行图

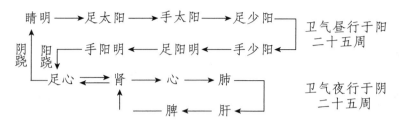

【结语】

营卫二气皆由水谷精微化生。营卫二气的运行规律：营气沿十二经脉之序，一昼夜运行五十周次。卫气昼行于阳二十五周，夜行于阴二十五周。营卫二气周而复始有规律运行，如环无端。两者虽各行其道，但于夜半子时会合于手太阴肺。

【原文】

黄帝曰：老人之不夜瞑者，何气使然？少壮之人不昼瞑者，何气使然？岐伯答曰：壮者之气血盛，其肌肉滑，气道①通，营卫之行，不失其常，故昼精②而夜瞑。老者之气血衰，其肌肉枯，气道涩，五藏之气相搏③，其营气衰少而卫气内伐④，故昼不精，夜不瞑。

【词句解释】

①气道：营卫之气运行之道。

②昼精：白天精力充沛，精神饱满。

③五藏之气相搏：五脏功能不相协调。

④卫气内伐：卫气内扰而营卫运行紊乱。

【图解要点】

	少壮之人	老年人
特点	昼精夜瞑	昼不精，夜不瞑
原因	气血盛，其肌肉滑，气道通，营卫之行，不失其常	气血衰，其肌肉枯，气道涩，五藏之气相搏，营气衰少而卫气内伐
临床意义	调和营卫	

【结语】

本节论述营卫与睡眠的关系及老人不眠的机制。

指卫气昼行于阳经则人寤，夜行于阴经则人寐。经文以老年人"昼不精，夜不瞑"、少壮之人"昼精夜瞑"，说明营卫二气与睡眠的密切关系。卫气在人体"昼行阳，夜行阴"，"至阳而起，至阴而止"。无论何种原因，只要影响了卫气运行，使其不能顺利地入于阴分或出于阳分，就会出现睡眠不安、失眠，或多寐、嗜睡。老年和少壮之人生理功能不同，营卫之气盛衰有别，尚且影响睡眠，况病人乎？因此，调和营卫是临床治疗不寐证的重要原则之一。

【原文】

黄帝曰：愿闻营卫之所行，皆何道从来？岐伯答曰：营出于中焦，卫出于下焦。

黄帝曰：愿闻三焦之所出。岐伯答曰：上焦出于胃上口，并咽以上，贯膈而布胸中，走腋，循太阴之分而行，还至阳明，上至舌，下足阳明，常与营俱行于阳二十五度，行于阴亦二十五度，一周也。故五十度而复大会于手太阴矣。

黄帝曰：人有热饮食下胃，其气未定①，汗则出，或出于面，或出于背，或出于身半，其不循卫气之道而出，何也？岐伯曰：此外伤于风，内开腠理，毛蒸理泄②，卫气走之，固不得循其道。此气慓悍滑疾，见开而出，故不得从其道，故命曰漏泄③。

黄帝曰：愿闻中焦之所出。岐伯答曰：中焦亦并胃中，出上焦之后，此所受气者，泌糟粕，蒸津液，化其精微，上注于肺脉，乃化而为血，以奉生身，莫贵于此，故独得行于经隧，命曰营气。

黄帝曰：夫血之与气，异名同类，何谓也？岐伯答曰：营卫者，精气也；血者，神气也④。故血之与气，异名同类焉。故夺血者无汗，夺汗者无血。故人生有两⑤死，而无两⑥生。

黄帝曰：愿闻下焦之所出。岐伯答曰：下焦者，别迴肠，注于膀胱，而渗入焉。故水谷者，常并居于胃中，成糟粕而俱下于大肠，而成下焦，渗而俱下，济泌别汁⑦，循下焦而渗入膀胱焉。

黄帝曰：人饮酒，酒亦入胃，谷未熟而小便独先下，何也？岐伯答曰：酒者熟谷之液也，其气悍以清，故后谷而入，先谷而液出焉。

黄帝曰：善。余闻上焦如雾⑧，中焦如沤⑨，下焦如渎⑩，此之谓也。

【词句解释】

①其气未定：饮食进入胃中，尚未化生精微之气。

②毛蒸理泄：皮毛被风热之邪所蒸而腠理开泄汗出。

③★漏泄：外伤于风，内有热饮食入胃，而致腠理开泄汗出如漏的病证。

④营卫者，精气也；血者，神气也：营卫都是水谷精气化生的；血是水谷精微奉心神化生的，故营卫之气与血是异名同类。张志聪注："营卫者，水谷之精气也。血者，中焦之精汁，奉心神而化赤，神气之所化也。血与营卫，皆生于精，故异名而同类焉"。

⑤有两：此指夺血、夺汗，两者同见。

⑥无两：夺血而不夺汗，或夺汗而不夺血，两者不同见。

⑦济泌别汁：指大肠接受胃、小肠传下的水谷，过滤分别清浊的作用。济泌，过滤的意思。别汁，分别清浊。

⑧★上焦如雾：形容上焦心肺宣发布散水谷精气的功能，如同雾露弥漫灌溉全身。

⑨★中焦如沤：形容中焦腐熟水谷，吸收精微的功能，如同沤渍食物，使之变化。

⑩★下焦如渎：形容下焦肾和膀胱如同沟渠排泄水液的功能。

【图解要点】

三焦的部位划分及功能特点

	上焦	中焦	下焦
部位	胃上口以上	胃中	回肠以下
功能	上焦如雾	中焦如沤	下焦如渎
临床实践	宣发卫气	腐熟消化、吸收并输布水谷精微和化生血液	将胃传下的谷食经小肠分清别浊，其清者即水液渗入膀胱排出体外，其浊者即糟粕归入大肠排出体外

【结语】

本节讲述了营卫的生产、运行，及其与睡眠的关系，并讨论了三焦的部位及功能。

营卫昼夜运行节律，是人体生命节律的一种反映。本节以老人"昼不精，夜不瞑"、少壮之人"昼精夜瞑"，说明营卫二气与睡眠的密切关系，提示我们治疗失眠可从调和营卫着手。体现了《内经》"天人相应"的指导思想。而三焦的功能言简意赅的以"上焦如雾，中焦如沤，下焦如渎"来概括，其中"夺血者无汗，夺汗者无血"的原则对现今临床实践仍有指导价值。

思考题

1. 营卫的生成、分布与会合如何？
2. 你对"夺血者无汗，夺汗者无血"是怎样理解的？有何临床价值？
3. 三焦之气发出的部位及其功能特点如何？

复习技巧点拨

本章内容考试时以选择题、填空题、词句解释、简答题为主。全国性的各类资格考试，如执业药师、职称考试等常见选择题。高职、专科、本科考试则以上各类题型均有。

1. 营卫的生成、分布与会合可见于单选题。
2. 汗与血的关系可见于填空题和简答题。
3. 三焦的生理功能可见于填空或词句解释。

灵枢·决气

【考点重点点拨】

★1. 掌握精、气、津、液、血、脉的基本概念，生理作用及病理变化

2. 熟悉六气与水谷精气的关系

【原文】

黄帝曰：余闻人有精、气、津、液、血、脉，余意以为一气耳，今乃辨为六名，余不知其所以然。岐伯曰：两神相搏，合而成形，常先身生，是谓精。何谓气？岐伯曰：上焦开发，宣五谷味①，熏肤，充身，泽毛，若雾露之溉，是谓气。何谓津？岐伯曰：腠理发泄，汗出溱溱②，是

谓津。何谓液？岐伯曰：谷入气满，淖泽③注于骨，骨属屈伸，泄泽④补益脑髓，皮肤润泽，是谓液。何谓血？岐伯曰：中焦受气取汁，变化而赤，是谓血。何谓脉？岐伯曰：壅遏⑤营气，令无所避，是谓脉。

黄帝曰：六气者，有余不足，气之多少，脑髓之虚实，血脉之清浊，何以知之？岐伯曰：精脱⑥者，耳聋；气脱者，目不明；津脱者，腠理开，汗大泄；液脱者，骨属屈伸不利，色夭，脑髓消，胫酸，耳数鸣；血脱者，色白，夭然不泽，其脉空虚，此其候也。黄帝曰：六气者，贵贱何如？岐伯曰：六气者，各有部主也，其贵贱善恶，可为常主，然五谷与胃为大海⑦也。

【词句解释】

①宣五谷味：宣发布散水谷之精微。

②汗出溱溱：形容汗出很多。溱溱，众盛貌。

③淖泽：指水谷精微中质稠浊如膏泽的部分。淖，泥沼。

④泄泽：即渗出汁液，滋润补益脑髓。张介宾注："盖津者，液之清者也；液者，津之浊者也。津为汗而走腠理，故属阳；液注骨而补脑髓，故属阴。"

⑤壅遏：限制、约束。

⑥脱：夺失、耗散。

⑦五谷与胃为大海：饮食水谷与胃是六气化生之源。

【图解要点】

1. 六气的来源与功能

生成	六气	功能
源于先天，赖后天水谷精微不断充养	精	构成人体生命的原始物质，能发育成新的生命体，源于先天，赖后天之精不断培育
	气	在上焦宣发作用下，输布全身，温养脏腑肌腠皮毛
	津	津较清稀，能变为汗，滋润肌肤
	液	液较稠浊，注于骨骼与脑，滑利关节，补益脑髓，润泽皮肤
	血	血由水谷精微经复杂变化而成，具有营养、滋润和维持生命活动的作用
	脉	脉是血液运行的道路

2. 六气耗脱的证候特点

六气耗脱	证候特点	治疗
精脱	耳鸣、耳聋	补肾填精法，可选耳聋左慈丸等
气脱	目不明	补气升阳为法，方取补中益气汤，或偏于肝肾精气亏虚者，选用杞菊地黄丸、明目地黄丸之类
津脱与液脱	脏腑组织器官失于润养，出现"骨属屈伸不利，色夭，脑髓消，胫酸，耳数鸣"等症状	养阴生津为法，方选增液汤、生脉饮之类化裁
血脱与脉脱	色白，夭然不泽，其脉空虚	治宜补血、生血，方以四物汤、八珍汤

【结语】

本节主要讨论了精、气、津液、血、脉的概念及生理、病理。论述六气与水谷精气的关系。

六气皆源于先天，赖后天水谷精微不断充养。六气同源而异名，相互依存，相互转化。为临床治疗六气亏损病证从六气相互关系角度分清主次，审因施治，提供了依据。

本节提出"五谷与胃为大海"的观点，体现了整体观思想及脾胃为后天之本的精神。为临床治疗六气亏损的病证从补益脾胃，资其化源角度着手提供了理论依据。

思考题

试述六气的生成、作用及六气耗脱的证候表现，对临床治疗有何指导意义。

复习技巧点拨

本章内容考试时以选择题、填空题、词句解释、简答题为主。全国性的各类资格考试，如执业药师、职称考试等常见选择题。高职、专科、本科考试则以上各类题型均有。研究生入学考试中结合六气的生成、作用及六气耗脱的证候表现，常见于论述题。

灵枢·本藏（节选）

【考点重点点拨】

★1. 掌握血气精神在生命活动中的重要作用

★2. 熟悉《内经》中健康的标准

【原文】

黄帝问于岐伯曰：人之血气精神者，所以奉生而周于性命①者也。经脉者，所以行血气而营阴阳②，濡筋骨，利关节者也。卫气者，所以温分肉③，充皮肤，肥④腠理，司关合⑤者也。志意⑥者，所以御精神，收魂魄，适寒温，和喜怒者也。是故血和则经脉流行，营复阴阳⑦，筋骨劲强，关节清利矣。卫气和则分肉解利⑧，皮肤调柔，腠理致密矣。志意和则精神专直⑨，魂魄不散，悔怒不起，五藏不受邪矣。寒温和则六府化谷，风痹不作，经脉通利，肢节得安矣。此人之常平也。五藏者，所以藏精神血气魂魄者也。六府者，所以化水谷而行津液者也。

【词句解释】

①奉生而周于性命：奉养身体，健全生命活动。奉，养也。周，周全、维护之意。张介宾注："人身以血气为本，精神为用，合是四者以奉生，而性命周全矣。"

②营阴阳：即气血营运于三阴三阳。营，营运。杨上善注："十二经脉，行营血气，营于三阴三阳。"

③分肉：肌肉有分理，故又称分肉。

④肥：肥沃，此引申为滋润。

⑤司关合：指腠理汗孔的开合功能。司，掌管、主政。

⑥志意：指人体的自控调节功能，属于神气。神气为生命活动之主宰，可调节精神情志，调摄机体对外界的适应性等。

⑦营复阴阳：指血脉运行，往复于周身。营，营运。复，往复。阴

阳，内外。

⑧分肉解利：意指肌肉滑润，通利无滞。

⑨精神专直：精神集中而无杂念。张介宾注："专直，如《易·系》所谓其静也专，其动也直，言其专一而正也。"

【图解要点】

★1. 血气精神在生命活动中的重要作用

（1）经脉——行血气，营阴阳，濡筋骨，利关节

（2）卫气——温分肉，充皮肤，肥腠理，司开合

（3）志意——御精神，收魂魄，适寒温，和喜怒

★2. 提出了健康的标准

$$健康标准——和\begin{cases} \left.\begin{array}{l}血和\\ 卫气和\end{array}\right\}血气运行和畅 \\ 志意和——精神活动正常 \\ 寒温和——人能适应外界寒温环境 \end{cases}$$

【结语】

血气精神是维持生命的基本物质和功能，具体而言，其各自功能有所不同。在论述的过程中，原文蕴含了《内经》作者对健康的理解——"和"。包括"血气和"、"志意和"及"寒温和"，此内容与世界卫生组织关于健康的定义有异曲同工之妙。这说明 2000 余年前的《内经》对健康标准已经有全面、深层次的理解。

思考题

试述《灵枢·本藏》关于健康的标准及其意义。

复习技巧点拨

本章内容考试时以选择题、填空题、简答题为主。全国性的各类资格考试，如执业药师、职称考试等常见选择题。高职、专科、本科考试则以上各类题型均有。研究生入学考试中血气精神在生命活动中的重要作用，健康的标准，常见于论述题。

灵枢·邪客（节选）

【考点重点点拨】

★熟悉宗气、营气、卫气的循行及作用，及其临床意义

【原文】

五谷入于胃也，其糟粕、津液、宗气分为三隧①。故宗气积于胸中，出于喉咙，以贯心脉②，而行呼吸焉。营气者，泌其津液，注之于脉，化以为血，以荣四末，内注五藏六府，以应刻数③焉。卫气者，出其悍气之慓疾，而先行于四末分肉皮肤之间而不休者也。昼日行于阳，夜行于阴，常从足少阴之分间④，行于五藏六府。

【词句解释】

①三隧：指水谷入胃后，其精微糟粕输布的三条途径。

②脉：当作"肺"。

③以应刻数：指营气运行节律。古代用铜壶滴漏法计时，一昼夜水下百刻，营气一昼夜运行人身五十周次，即营气运行人身一周，水下二刻，故曰以应刻数。

④常从足少阴之分间：卫气夜行于阴分（五脏），是从足少阴肾经开始。足少阴之分间，指足少阴肾经和足太阳膀胱经的交接处。

【图解要点】

本节讨论了宗气、营气、卫气的循行及作用

	宗气	营气	卫气
来源	水谷精微		
循行	积于胸中，走息道，贯心肺	运行于脉中，是血液的组成部分，流注于五脏六腑，四肢百骸	昼行于阳，夜行于阴
作用	司呼吸、助心肺行血	营养全身	温煦肌肤分肉、调节汗孔启闭

【结语】

宗气、营气、卫气均来源于水谷精微，但其循行部位和作用各不相

同。这些理论，对于临床治疗宗气下陷所致语声低微、气短懒言，营卫虚弱易感外邪、乏力自汗以及卫气运行失常导致失眠或多眠等病证，具有重要的指导价值。

🔘思🔘考🔘题

请结合原文简述宗气、营气、卫气的作用及其临床指导意义。

🔘复🔘习🔘技🔘巧🔘点🔘拨

本章内容考试时以选择题、填空题、词句解释、简答题为主。全国性的各类资格考试，如执业药师、职称考试等常见选择题。高职、专科、本科考试则以上各类题型均有。研究生入学考试中结合宗气、营气、卫气的作用，常见于论述题。

灵枢·痈疽（节选）

【考点重点点拨】

★熟悉卫气营血的生成及作用

【原文】

黄帝曰：余闻肠胃受谷，上焦出气①，以温分肉，而养骨节，通腠理，中焦出气②如露，上注谿谷③，而渗孙脉，津液和调，变化而赤为血，血和则孙脉先满溢，乃注于络脉，皆盈，乃注于经脉。阴阳已张，因息乃行④，行有经纪，周有道理，与天合同，不得休止。

【词句解释】

①上焦出气：指上焦宣发卫气。

②中焦出气：指中焦化生营气。

③谿谷：肌肉之间会合之处。肌肉之大会为谷，小会为谿。

④阴阳已张，因息乃行：指人体脏腑经脉之气血充盛，随呼吸运动有规律地循行。张，充盈、旺盛之意。

【图解要点】

卫气营血的生成及作用

	生成	运行	作用
卫气	皆源于水谷精微	上焦宣散，布于全身	温煦分肉、温养筋骨关节、通达腠理
营血		化于中焦，行于经脉之中	滋养周身

【结语】

卫气营血皆来源于水谷精微，其循行部位与作用，在《内经》中有多篇论及，学习时可对应互参，加深理解。

思考题

请结合《灵枢·营卫生会》、《灵枢·决气》、《灵枢·本藏》、《灵枢·邪客》、《素问·痹论篇》等篇，论述卫气营血的生成及作用。

复习技巧点拨

本章内容考试时以选择题、填空题、词句解释、简答题为主。全国性的各类资格考试，如执业药师、职称考试等常见选择题。高职、专科、本科考试则以上各类题型均有。研究生入学考试中结合卫气营血的生成及作用，常见于论述题。

巩固与练习

一、选择题

（一）A 型题

1. 据《灵枢·本神》篇所述，所以任物者谓之（　　　）

　　A. 意　　　　　　　B. 心　　　　　　　C. 志

　　D. 思　　　　　　　E. 虑

3. 《灵枢·本神》篇指出，肾藏精，精舍（　　　）

　　A. 志　　　　　　　B. 魄　　　　　　　C. 神

　　D. 意　　　　　　　E. 魂

4. 据《灵枢·本神》篇所述，脾气虚的症状是（　　　）

    A. 恐　　　　　　　　B. 四肢不用，五脏不安

    C. 腹胀经溲不利　　　D. 悲

    E. 笑不休

5. 《灵枢·营卫生会》指出，营卫运行五十度而复大会的部位在（　　　）

    A. 足少阴肾经　　　　B. 足阳明胃经

    C. 足太阳膀胱经　　　D. 足太阴脾经

    E. 手太阴肺经

7. 《灵枢·营卫生会》篇认为，老年人易出现的症状是（　　　）

    A. 夜不瞑　　　　　B. 不昼瞑　　　　　C. 夜瞑

    D. 昼精

10. 据《灵枢·决气》篇，气脱的表现是（　　　）

    A. 耳聋　　　　　　B. 汗大泄　　　　　C. 目不明

    D. 昏厥　　　　　　E. 其脉空虚

12. 据《灵枢·决气》所述，脉的作用是（　　　）

    A. 熏肤充身泽毛　　B. 宣五谷味　　　　C. 补益脑髓

    D. 发泄腠理　　　　E. 壅遏营气，令无所避

14. 据《灵枢·本藏》，具有"温分肉，充皮肤，肥腠理，司开合"作用的是（　　　）

    A. 卫气　　　　　　B. 营气　　　　　　C. 肾气

    D. 志意　　　　　　E. 五脏

（二）B 型题

    A. 人体本能的感觉和动作

    B. 人的营气

    C. 人的情感、思维

    D. 人的气质

    E. 五神脏

9. 《灵枢·本神》篇中"魂"是指（　　　）

10. 《灵枢·本神》篇中"魄"是指（　　　）

A. 泌其津液，注之于脉，化以为血，以荣四末，内注五藏六府

B. 出其悍气之慓疾，而先行于四末分肉皮肤之间而不休者也

C. 慓悍滑利捍护者

D. 以温分肉，而养骨节，通腠理

E. 积于胸中，出于喉咙，以贯心脉，而行呼吸焉

11. 据《灵枢·邪客》篇，与宗气有关的是（　　）

12. 据《灵枢·邪客》篇，与营气有关的是（　　）

（三）X 型题

13. 据《灵枢·本神》所述，在五脏虚实病中，引起五脏不安的脏是（　　）

A. 肝　　　　　　B. 心　　　　　　C. 脾

D. 肺　　　　　　E. 肾

14. 据《灵枢·营卫生会》篇所述"少壮之人不昼瞑者"的原因是（　　）

A. 气血盛　　　　B. 肌肉滑　　　　C. 气道通

D. 营卫之气相搏　E. 营卫之行，不失其常

二、填空题

15.《灵枢·本神》："随神往来者谓之魂，并精而出入者谓之＿＿＿＿＿。"

16.《灵枢·营卫生会》："夺血者无汗，夺汗者＿＿＿＿＿＿。"

三、词句解释

17. 漏泄

18. 夺汗者无血

四、简答题

19. 结合《灵枢·营卫生会》，简述老年人"昼不精，夜不瞑"的道理。

五、论述题

20. 怎样理解"夺血者无汗，夺汗者无血"，临床上有何指导意义？

参考答案

一、选择题

1. B　2. A　3. B　4. E　5. A　6. C　7. E　8. A

9. C　10. A　11. E　12. A　13. CE　14. ABCE

二、填空题

15. 魄　16. 血

其他题型答案参见本单元相关内容

第五单元　经脉之道

灵枢·经脉（节选）

【考点重点点拨】

了解经脉走向规律，经脉与络脉的区别，经络病的辨证等

【原文】

黄帝曰：人始生，先成精，精成而脑髓生，骨为干，脉为营，筋为刚，肉为墙①，皮肤坚而毛发长，谷入于胃，脉道以通，血气乃行。雷公曰：愿卒闻经脉之始生。黄帝曰：经脉者，所以能决死生，处百病，调虚实，不可不通。

【词句解释】

①骨为干，脉为营，筋为刚，肉为墙：指骨、脉、筋、肉的功能。骨骼能支撑人体故为干；脉能营运气血以灌溉周身故为营；筋能约束骨骼，使人刚劲有力故为刚；肉能保护内脏组织，如同墙垣，故为墙。

【图解要点】

1. 人体的形成过程

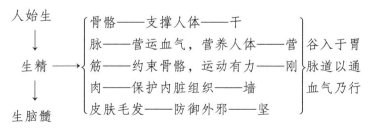

2. 经脉的作用

（1）决死生。

（2）处百病。

（3）调虚实。

【结语】

本节阐述了经脉理论在临床上所具有的诊断、治疗疾病的重要价值，告诫医生，对如此重要的医学理论不可不通。

【原文】

肺手太阴之脉，起于中焦，下络大肠，还循胃口，上膈属肺，从肺系横出腋下，下循臑①内，行少阴心主之前，下肘中，循臂内上骨下廉，入寸口，上鱼，循鱼际，出大指之端；其支者，从腕后直出次指内廉，出其端。

是动则病②肺胀满，膨膨而喘咳，缺盆中痛，甚则交两手而瞀，此为臂厥。是主肺所生病者③，咳，上气喘渴，烦心胸满，臑臂内前廉痛厥，掌中热。气盛有余，则肩背痛风寒，汗出中风，小便数而欠；气虚则肩背痛寒，少气不足以息，溺色变。为此诸病，盛则写之，虚则补之，热则疾之，寒则留之，陷下则灸之，不盛不虚，以经取之。盛者寸口大三倍于人迎；虚者则寸口反小于人迎也。

【词句解释】

①臑（nào 闹）：上臂肩至肘的部位。

②是动则病：指本经脉变动所发生的病证。是，此。动，变动，病变。

③是主肺所生病者：此肺经腧穴可主治的病证。是，此。主，主管，主治。

【图解要点】

1. 手太阴肺经循行及"是动病""所生病"

手太阴肺经循行	起于中焦（胃）—大肠—胃上口—膈—肺—喉咙—腋下—上臂内侧—肘部—前臂—寸口—大鱼际—拇指桡侧末端；其支者，从腕后直出—食指桡侧末端
是动病（本经病变）	肺部胀满，咳嗽气喘，缺盆痛，咳剧则两手抱胸，视物模糊等
所生病（主治病证）	咳嗽气喘，心烦，胸满，臂内前侧冷痛，手心发热等
治疗原则	盛则写之，虚则补之，热则疾之，寒则留之，陷下则灸之，不盛不虚，以经取之

2. 人迎寸口合诊法辨别虚实

	实证	虚证
阴脉	寸口大于人迎	寸口小于人迎
阳脉	寸口小于人迎	寸口大于人迎

【结语】

论述肺手太阴经脉的循行部位、经脉病候、虚实辨证、人迎寸口脉对比诊法及治则。

经脉病证的辨证有寒、热、虚、实、陷下及不盛不虚六种，形成经脉辨证的基本形式。本节较详细地分析了肺手太阴经脉"气盛有余"与"气虚"的虚实辨证，其中对"肩背痛"和小便异常的辨证分析可以启发临床辨证施治。

本节介绍的人迎寸口合诊法是虚实辨证的内容之一，人迎寸口相比，盛于多少倍，反映了虚实程度之不同。

【原文】

大肠手阳明之脉，起于大指次指之端，循指上廉，出合谷两骨之间，上入两筋之中，循臂上廉，入肘外廉，上臑外前廉，上肩，出髃骨之前廉，上出于柱骨之会上，下入缺盆，络肺，下膈属大肠；其支者，从缺盆上颈贯颊，入下齿中，还出挟口，交人中，左之右、右之左，上挟鼻孔。

是动则病齿痛，颈肿。是主津液所生病者，目黄，口干，鼽衄①，喉痹②，肩前臑痛，大指次指痛不用。气有余，则当脉所过者热肿；虚者寒慄不复。为此诸病，盛则写之，虚则补之，热则疾之，寒则留之，陷下则灸之，不盛不虚，以经取之。盛者人迎大三倍于寸口，虚者人迎反小于寸口也。

【词句解释】

①鼽（qiú 求）衄：鼻塞称鼽，鼻出血称衄。

②喉痹：又名喉闭。为咽喉肿痛的统称。

【图解要点】

1. 手阳明大肠经循行及"是动病""所生病"

手阳明大肠经循行	起于大指次指之端—合谷—臂上廉—肘外廉—臑外前廉—肩—髃骨之前廉—柱骨之会—缺盆—肺—膈—大肠；其支者，从缺盆—颈—颊—齿—挟口—人中—鼻孔
是动病（本经病变）	齿痛，颈肿
所生病（主治病证）	目黄，口干，鼽衄，喉痹，肩前臑痛，大指次指痛不用
治疗原则	盛则写之，虚则补之，热则疾之，寒则留之，陷下则灸之，不盛不虚，以经取之

2. 手阳明大肠经虚实寒热辨证

原文	证型	病机	症状
气有余则当脉所过者热肿	实热	邪热入结大肠	大肠燥热或燥屎内结，其经脉所过之处多见红、肿、热、痛、出血、干燥之证，如齿龈肿痛、颈痛、喉痹、鼽衄、便秘
虚则寒慄不复	虚寒	大肠气虚，阳气失于温运，则主津、传化水谷功能减退	肠鸣飧泄、畏寒怕冷；阳气不能养筋，则肩臂指端寒痛不休，麻木不仁

【结语】

论述大肠手阳明经的循行路线，经脉病候及虚实寒热辨证，寸口人迎诊脉法及治疗原则。

【原文】

胃足阳明之脉，起于鼻之交頞中，旁纳太阳之脉，下循鼻外，入上齿中，还出挟口环唇，下交承浆，却循颐后下廉，出大迎，循颊车，上耳前，过客主人，循发际，至额颅；其支者，从大迎前下人迎，循喉咙，入缺盆，下膈，属胃络脾；其直者，从缺盆下乳内廉，下挟脐，入气街中；其支者，起于胃口，下循腹里，下至气街中而合，以下髀关，抵伏兔，下膝膑中，下循胫外廉，下足跗，入中指内间；其支者，下廉三寸而别，下入中指外间；其支者，别跗上，入大指间，出其端。

是动则病洒洒振寒，善呻，数欠，颜黑。病至则恶人与火，闻木声则惕然而惊，心欲动，独闭户塞牖而处，甚则欲上高而歌，弃衣而走，贲响①腹胀，是谓骭厥②。是主血所生病者③，狂疟温淫汗出，鼽衄，口喎，唇胗，颈肿，喉痹，大腹，水肿，膝膑肿痛；循膺乳、气街、股、伏兔、骭外廉、足跗上皆痛，中指不用，气盛则身以前皆热。其有余于胃，则消谷善饥，溺色黄；气不足则身以前皆寒栗，胃中寒则胀满。为此诸病，盛则写之，虚则补之，热则疾之，寒则留之，陷下则灸之，不盛不虚，以经取之。盛者人迎大三倍于寸口，虚者人迎反小于寸口也。

【词句解释】

①贲响：肠鸣亢进。张介宾注："贲响，肠胃雷鸣也。"

②骭（gàn 干）厥：指循行于足胫部的胃经气血逆乱。骭，小腿。

③是主血所生病者：足阳明胃主治血所生病证。因胃为水谷之海，主化生营血。故血之病可由阳明胃主治。

【图解要点】

足阳明胃经循行及"是动病""所生病"

足阳明胃经循行	起于－交頞－鼻外－齿－口唇－承浆－颐后下廉－大迎－颊车－耳前－客主人－发际－额颅；其支者，从大迎－人迎－喉咙－缺盆－膈－胃－脾；其直者，从缺盆－乳内廉－挟脐－气街；其支者，起于胃口－腹－气街－髀关－伏兔－膝膑－胫外廉－足跗－中指内间；其支者，下廉三寸－中指外间；其支者，跗上－大指端
是动病（本经病变）	寒战，伸腰，哈欠连连，额黑，恶见人及火，上高而歌，弃衣而走，贲响腹胀，骭厥
所生病（主治病证）	狂，疟，温淫，汗出，鼽衄，口喎，唇胗，颈肿，喉痹，大腹，水肿，膝膑肿痛，循经痛
治疗原则	盛则写之，虚则补之，热则疾之，寒则留之，陷下则灸之，不盛不虚，以经取之

【结语】

讨论胃足阳明之脉的循行路线，经脉病候，虚实寒热辨证，寸口人迎脉诊法及治则。

在"所生病"的病候中罗列的病候，有的与这条经脉循行部位经气逆乱有关，有的与阳明胃的功能障碍有关，均可从胃阳明经脉进行治疗，这正是《内经》中明确倡导的"异病同治"治疗思想的最好注释。

【原文】

脾足太阴之脉，起于大指之端，循指内侧白肉际，过核骨后，上内踝前廉，上踹内，循胫骨后，交出厥阴之前，上膝股内前廉，入腹，属脾，络胃，上膈，挟咽，连舌本，散舌下；其支者，复从胃别上膈，注心中。

是动则病舌本强，食则呕，胃脘痛，腹胀善噫，得后与气，则快然如衰，身体皆重。是主脾所生病者，舌本痛，体不能动摇，食不下，烦心，心下急痛，溏瘕泄①，水闭，黄疸，不能卧，强立股膝内肿厥，足大指不用。为此诸病，盛则写之，虚则补之，热则疾之，寒则留之，陷下则灸之，不盛不虚，以经取之。盛者寸口大三倍于人迎，虚者寸口反小于人迎也。

【词句解释】

①溏瘕泄：指大便溏薄和痢疾的病证。溏，大便稀溏。瘕泄，此指痢疾。

【图解要点】

足太阴脾经循行及"是动病""所生病"

足太阴脾经循行	起于大指之端－指内侧白肉际－核骨－内踝前廉－踹内－胫骨－厥阴之前－膝股内前廉－腹－脾－胃－膈－咽－舌本－舌下；其支者，复从胃－膈－心中
是动病（本经病变）	舌本强，食则呕，胃脘痛，腹胀善噫，身体重
所生病（主治病证）	舌本痛，体不能动摇，食不下，烦心，心下急痛，溏瘕泄，水闭，黄疸，不能卧，强立，股膝内肿厥，足大指不用
治疗原则	盛则写之，虚则补之，热则疾之，寒则留之，陷下则灸之，不盛不虚，以经取之

【结语】

阐述脾足太阴之脉的循行路线、经脉病候、治则及人迎寸口诊脉法。脾足太阴脉的是动病、所生病的症候以脾主运化的功能障碍或减退为主，其中强调"舌本痛"、"舌本强"，说明脾脉与舌本不仅有经脉上的联系，在病理上亦有密切相关。脾气不运，胃气上逆，舌本牵强，运动不利，兼见呕吐、善噫、胃痛等症；脾气阻滞，不通则痛，则舌本痛，食不下，心下急痛诸证层出。由此启发临床，见舌本病变，不必只从肾经经络阻滞分析，还可以从脾之经脉病变辨证。

【原文】

心手少阴之脉，起于心中，出属心系，下膈络小肠；其支者，从心系上挟咽，系目系；其直者，复从心系却上肺，下出腋下，下循臑内后廉，行太阴、心主之后，下肘内，循臂内后廉，抵掌后锐骨之端，入掌内后廉，循小指之内出其端。

是动则病嗌干，心痛，渴而欲饮，是谓臂厥。是主心所生病者，目黄，胁痛，臑臂内后廉痛厥，掌中热痛。为此诸病，盛则写之，虚则补之，热则疾之，寒则留之，陷下则灸之，不盛不虚，以经取之。盛者寸口大再倍于人迎，虚者寸口反小于人迎也。

【图解要点】

1. 心手少阴经循行及"是动病""所生病"

心手少阴经循行	起于心－心系－膈－小肠；其支者，从心系－咽－目系；其直者，复从心系－肺－腋下－臑内后廉－太阴、心主之后－肘－臂内后廉－掌后锐骨之端－掌内后廉－小指内－端
是动病（本经病变）	嗌干，心痛，渴而欲饮，臂厥
所生病（主治病证）	目黄，胁痛，臑臂内后廉痛厥，掌中热痛
治疗原则	盛则写之，虚则补之，热则疾之，寒则留之，陷下则灸之，不盛不虚，以经取之

2. 心手少阴经病候

"是动病"和"所生病"之症候以心经火旺为主，显示心火旺盛，津液受损，经脉气逆而滞的病理。

3. 目黄鉴别诊断

目黄 { 脾足太阴脉…………脾经湿热
　　　 心手少阴脉…………心火亢盛

【结语】

论述心手少阴之脉的循行路线、经脉病候、治则及本经的人迎寸口诊脉法。

"目黄"属于黄疸一类病证，脾足太阴之脉和心手少阴之脉俱可见此症。合二者以观之，从中可得到"同病异治"的启示。

【原文】

小肠手太阳之脉，起于小指之端，循手外侧上腕，出踝中，直上循臂骨下廉，出肘内侧两筋之间，上循臑外后廉，出肩解，绕肩胛，交肩上，入缺盆络心，循咽下膈，抵胃属小肠；其支者，从缺盆循颈上颊，至目锐眦，却入耳中；其支者，别颊上𬱖抵鼻，至目内眦，斜络于颧。

是动则病嗌痛颔肿，不可以顾，肩似拔，臑似折。是主液所生病者[1]，耳聋，目黄颊肿，颈颔肩臑肘臂外后廉痛。为此诸病，盛则写之，虚则补之，热则疾之，寒则留之，陷下则灸之，不盛不虚，以经取之。盛者人迎大再倍于寸口，虚者人迎反小于寸口也。

【词句解释】

[1]是主液所生病者：手太阳小肠经腧穴主治水液代谢障碍所产生的病证。因小肠主受盛胃中腐熟后的水谷，再进一步消化和分别清浊，故参与水液代谢，而能主治水液代谢障碍所生之病。

【图解要点】

1. 手太阳小肠经循行及"是动病""所生病"

手太阳小肠经循行	起于小指端－手外侧－腕－踝－臂骨下廉－肘内侧－臑外后廉－肩解－肩胛－肩－缺盆－心－咽－膈－胃－小肠；其支者，从缺盆－颈－颊－目锐眦－耳；其支者，别颊－鼻－目内眦－颧
是动病（本经病变）	嗌痛颔肿，肩似拔，臑似折
所生病（主治病证）	耳聋，目黄颊肿，颈颔肩臑肘臂外后廉痛
治疗原则	盛则写之，虚则补之，热则疾之，寒则留之，陷下则灸之，不盛不虚，以经取之

2. 颊肿耳聋相关经络

	小肠手太阳经	膀胱足太阳经	大肠手阳明经	胃足阳明经	三焦手少阳经	胆足少阳经
颊肿	√		√	√	√	√
耳聋	√	√	√		√	√

【结语】

论述小肠手太阳之脉的循行路线、经脉病候、治则及人迎寸口诊脉法。手太阳小肠经的病候以肿痛为主，系心火亢盛，移热于小肠经所致，故为实热之证。

【原文】

膀胱足太阳之脉，起于目内眦，上额交巅；其支者，从巅至耳上角；其直者，从巅入络脑，还出别下项，循肩髆内，挟脊抵腰中，入循膂，络肾属膀胱；其支者，从腰中下挟脊贯臀，入腘中；其支者，从髆内左右，别下贯胛，挟脊内，过髀枢，循髀外，从后廉下合腘中，以下贯踹内，出外踝之后，循京骨至小指外侧。

是动则病冲头痛，目似脱，项似拔，脊痛，腰似折，髀不可以曲，腘如结，踹如裂，是为踝厥。是主筋所生病者[①]，痔、疟、狂、癫疾、头囟项痛，目黄，泪出，鼽衄，项、背、腰、尻、腘、踹、脚皆痛，小指不用。为此诸病，盛则写之，虚则补之，热则疾之，寒则留之，陷下则灸之，不盛不虚，以经取之。盛者人迎大再倍于寸口，虚者人迎反小于寸口也。

【词句解释】

①是主筋所生病者：太阳膀胱经主治筋脉所生的病证。因太阳经为诸阳主气，其阳气盛，《素问·生气通天论篇》说："阳气者，精则养神，柔则养筋。"所以主治筋脉所发生的病证。

【图解要点】

1. 足太阳膀胱经循行及"是动病""所生病"

足太阳膀胱经循行	起于目内眦－额－巅；其支者，从巅－耳上角；其直者，从巅－脑－项－肩髆－脊－腰－膂－肾－膀胱；其支者，从腰－脊－臀－腘；其支者，从髆－胛－脊－髀枢－髀外－后廉－腘－踹内－外踝－京骨－小指外侧

续表

是动病（市经病变）	冲头痛，目似脱，项似拔，脊痛，腰似折，髀不可以曲，腘如结，踹如裂，踝厥
所生病（主治病证）	痔、疟、狂、癫疾、头颅项痛，目黄，泪出，鼽衄，项、背、腰、尻、腘、踹、脚皆痛，小指不用
治疗原则	盛则写之，虚则补之，热则疾之，寒则留之，陷下则灸之，不盛不虚，以经取之

2. 足太阳膀胱经症状病机分析

症状	病机阐释
循经疼痛	外感病初起病候
痔	湿热瘀血留滞下注
癫疾狂证	神志失常
鼽衄	伤寒初起，郁热较甚，与汗解同功
目黄	发黄有小便不利的症状，若小便自利，则黄从小便而去

【结语】

论述足太阳膀胱经脉循行部位、经脉病候、治则及人迎寸口脉诊。张仲景《伤寒论》认为太阳主一身之表，风寒之邪外袭于表，汗不得泄，正不得伸，邪正交争于太阳经，故以麻黄汤入太阳经发汗驱邪。目前临床对外感初起的骨节疼痛常用荆防败毒散之类，发散太阳经之寒邪；若因风寒湿入侵诸多骨节所致的痹证，用羌活胜湿汤类取效，所用药物大多入太阳经。痔由湿热瘀血留滞下注所致，可从本经八髎、承山、承筋等穴治疗。不同病候，均可通过本经的腧穴和脏腑进行治疗，此亦《内经》异病同治范例之一。

【原文】

肾足少阴之脉，起于小指之下，邪走足心，出于然谷之下，循内踝之后，别入跟中，以上踹内，出腘内廉，上股内后廉，贯脊属肾，络膀胱；其直者，从肾上贯肝膈，入肺中，循喉咙，挟舌本；其支者，从肺出络心，注胸中。

是动则病饥不欲食，面如漆柴，咳唾则有血，喝喝而喘，坐而欲起，目肮肮，如无所见，心如悬若饥状；气不足则善恐，心惕惕如人将捕之，是谓骨厥①。是主肾所生病者，口热舌干，咽肿上气，嗌干及痛，烦心，心痛，黄疸，肠澼，脊股内后廉痛，痿厥，嗜卧，足下热而痛。为此诸病，盛则写之，虚则补之，热则疾之，寒则留之，陷下则灸之，不盛不虚，以经取之。灸则强食生肉，缓带披发，大杖重履而步。盛者寸口大再倍于人迎，虚者寸口反小于人迎也。

【词句解释】

①骨厥：肾主骨，因本经经脉之气上逆而出现的证候，称为骨厥。

【图解要点】

足少阴肾经循行及"是动病""所生病"

足少阴肾经循行	起于小指－足心－然谷－内踝－跟－踹－腘内廉－股内后廉－脊－肾－膀胱；其直者，从肾－肝膈－肺－喉咙－舌本；其支者，从肺－心－胸中
是动病（本经病变）	饥不欲食，面如漆柴，咳唾则有血，喝喝而喘，坐而欲起，目肮肮，如无所见，心如悬若饥状，善恐，骨厥
所生病（主治病证）	口热舌干，咽肿上气，嗌干及痛，烦心，心痛，黄疸，肠澼，脊股内后廉痛，痿厥，嗜卧，足下热而痛
治疗原则	盛则写之，虚则补之，热则疾之，寒则留之，陷下则灸之，不盛不虚，以经取之

【结语】

论述足少阴之脉的循行部位、经脉病候、气不足的辨证、治则、本经虚实的人迎寸口脉诊以及养生方法。本节只论"气不足"，而无"气有余"，提示肾病有虚实，而以虚为主；从治疗角度看，重在于补。临床上有肾实证，如肾病水肿的寒实证和相火偏亢的肾热证，治疗常用泻其它脏腑的方法而不直接泻肾。

【原文】

心主手厥阴心包络之脉，起于胸中，出属心包络，下膈，历络三膲；其支者，循胸出胁，下腋三寸，上抵腋下，循臑内，行太阴少阴之间，入肘中，下臂，行两筋之间，入掌中，循中指出其端；其支者，别掌中，循小指次指出其端。

是动则病手心热，臂肘挛急，腋肿，甚则胸胁支满，心中憺憺大动①，面赤目黄，喜笑不休。是主脉所生病者②，烦心，心痛，掌中热。为此诸病，盛则写之，虚则补之，热则疾之，寒则留之，陷下则灸之，不盛不虚，以经取之。盛者寸口大一倍于人迎，虚者寸口反小于人迎也。

【词句解释】

①心中憺憺（dàn 淡）大动：心中动悸，心神不安。憺憺，震撼，在此形容心慌、心悸。

②是主脉所生病者：心主手厥阴心包络之腧穴主治血脉病变所产生的病证。因心主血脉，诸脉皆属于心，心包络是心的外卫，代心受邪，故云主脉所生病。

【图解要点】

1. 手厥阴心包经循行及"是动病""所生病"

手厥阴心包经循行	起于胸中－心包络－膈－三焦；其支者，胸－胁－腋－臑内－肘－臂－掌－中指端；其支者，掌中－小指次指－指端
是动病（本经病变）	手心热，臂肘挛急，腋肿，甚则胸胁支满，心中憺憺大动，面赤目黄，喜笑不休
所生病（主治病证）	烦心，心痛，掌中热
治疗原则	盛则写之，虚则补之，热则疾之，寒则留之，陷下则灸之，不盛不虚，以经取之

2. 心主手厥阴经与心手少阴经病候异同表

本经与心手少阴经	相似处	不同处
症状	心痛，掌中热（手心热），目黄，臂肘挛急，腋肿（属臂厥之类）	心中憺憺大动，喜笑不休，烦心
病机	心火亢盛	心神失守

【结语】

论述心主手厥阴心包络之脉的循行部位、经脉病候、治则及本经虚实的人迎寸口脉诊。心包络为心之城郭，具代心受邪之功能，故其病候有与心手少阴经病候相似之处。因心包络（膻中）是"臣使之官，喜乐出焉"，故神明被扰之象，不在心手少阴经脉中论述，而是表现于此经病候中。

【原文】

三焦手少阳之脉，起于小指次指之端，上出两指之间，循手表腕，出臂外两骨之间，上贯肘，循臑外上肩，而交出足少阳之后，入缺盆，布膻中，散落心包，下膈，循属三焦；其支者，从膻中上出缺盆，上项，系耳后直上，出耳上角，以屈下颊至𬱖；其支者，从耳后入耳中，出走耳前，过客主人前，交颊，至目锐眦。

是动则病耳聋浑浑焞焞，嗌肿，喉痹。是主气所生病者[1]，汗出，目锐眦痛，颊痛，耳后肩臑肘臂外皆痛，小指次指不用。为此诸病，盛则写之，虚则补之，热则疾之，寒则留之，陷下则灸之，不盛不虚，以经取之。盛者人迎大一倍于寸口，虚者人迎反小于寸口也。

【词句解释】

①是主气所生病者：三焦手少阳之经腧穴可主治气病所产生的病证。《难经·三十九难》说："三焦者，水谷之道路，气之所终始"，并称三焦为"原气之别使，主持诸气"。故三焦手少阳之经可主治气之病证。

【图解要点】

1. 手少阳三焦经循行及"是动病""所生病"

手少阳三焦经循行	起于小指次指之端－两指之间－腕－臂外－肘－臑外－肩－缺盆－膻中－心包－膈－三焦；其支者，从膻中－缺盆－项－耳后－耳上角－下颊－𬱖；其支者，从耳后－耳中－耳前－客主人－颊－目锐眦
是动病（本经病变）	耳聋浑浑焞焞，嗌肿，喉痹
所生病（主治病证）	汗出，目锐眦痛，颊痛，耳后肩臑肘臂外皆痛，小指次指不用
治疗原则	盛则写之，虚则补之，热则疾之，寒则留之，陷下则灸之，不盛不虚，以经取之

2. 嗌肿、喉痹辨证

实火	少阳三焦相火	阳明肠胃燥火	心肝阳热之火
虚火	阴虚水不制火	阳虚火不归元	

【结语】

论述三焦手少阳之脉的循行部位、经脉病候、治则及本经虚实的人迎寸口脉诊法。嗌肿、喉痹之证主要由于火热上冲所致，但火有虚实之分。

【原文】

胆足少阳之脉，起于目锐眦，上抵头角，下耳后，循颈行手少阳之前，至肩上，却交出手少阳之后，入缺盆；其支者，从耳后入耳中，出走耳前，至目锐眦后；其支者，别锐眦，下大迎，合于手少阳，抵于䪼，下加颊车，下颈合缺盆以下胸中，贯膈络肝属胆，循胁里，出气街，绕毛际，横入髀厌中；其直者，从缺盆下腋，循胸过季胁，下合髀厌中，以下循髀阳，出膝外廉，下外辅骨之前，直下抵绝骨之端，下出外踝之前，循足跗上，入小指次指之间；其支者，别跗上，入大指之间，循大指歧骨内，出其端，还贯爪甲，出三毛。

是动则病口苦，善太息，心胁痛不能转侧，甚则面微有尘，体无膏泽，足外反热，是为阳厥。是主骨所生病者，头痛颔痛，目锐眦痛，缺盆中肿痛，腋下肿，马刀侠瘿①，汗出振寒，疟，胸胁肋髀膝外至胫绝骨外踝前及诸节皆痛，小指次指不用。为此诸病，盛则写之，虚则补之，热则疾之，寒则留之，陷下则灸之，不盛不虚，以经取之。盛者人迎大一倍于寸口，虚者人迎反小于寸口也。

【词句解释】

①马刀侠瘿：即瘰疬。生于腋下，其形长，质坚硬，形似马刀，故名马刀；发于颈旁，形如贯珠的，称为侠瘿。两处病变常相关联，故马刀、侠瘿并称。

【图解要点】

1. 足少阳胆经循行及"是动病""所生病"

足少阳胆经循行	起于目锐眦－头角－耳后－颈－肩－缺盆；其支者，从耳后－耳中－耳前－目锐眦；其支者，锐眦－大迎－颐－颊车－颈－缺盆－胸－膈－肝－胆－胁－气街－髀厌；其直者，缺盆－腋－胸－季胁－髀厌－髀阳－膝外廉－外辅骨－绝骨之端－外踝之前－足跗上－小指次指之间；其支者，跗上－大指之间－大指歧骨－指端－爪甲－三毛
是动病（本经病变）	口苦，善太息，心胁痛不能转侧，甚则面微有尘，体无膏泽，足外反热，阳厥
所生病（主治病证）	头痛颔痛，目锐眦痛，缺盆中肿痛，腋下肿，马刀侠瘿，汗出振寒，疟，胸胁肋髀膝外至胫绝骨外踝前及诸节皆痛，小指次指不用
治疗原则	盛则写之，虚则补之，热则疾之，寒则留之，陷下则灸之，不盛不虚，以经取之

2. 阳厥症状、病机分析表

篇章	灵枢·经脉	素问·病能论篇
症状	口苦善太息，心胁痛不能转侧，甚则面微有尘，体无膏泽	怒狂
病机	肝胆火旺，引动足少阳经气厥逆	阳气暴折而难决

【结语】

论述胆足少阳之脉的循行路线、经脉病候、治则及本经虚实的人迎寸口诊脉法。

【原文】

肝足厥阴之脉，起于大指丛毛之际，上循足跗上廉，去内踝一寸，上踝八寸，交出太阴之后，上腘内廉，循股阴入毛中，过阴器，抵小腹，挟胃属肝络胆，上贯膈，布胁肋，循喉咙之后，上入颃颡①，连目系，上出额，与督脉会于巅；其支者，从目系下颊里，环唇内；其支者，复从肝别贯膈，上注肺。

是动则病腰痛不可以俯仰，丈夫㿉疝②，妇人少腹痛，甚则嗌干，面尘脱色。是主肝所生病者，胸满呕逆飧泄，狐疝③遗溺闭癃④。为此诸病，盛则写之，虚则补之，热则疾之，寒则留之，陷下则灸之，不盛不虚，以经取之。盛者寸口大一倍于人迎，虚者寸口反小于人迎也。

【词句解释】

①颃颡（háng sǎng 航嗓）：咽后壁上的后鼻道。

②㿉疝：疝气之一，睾丸肿痛下坠的病证。

③狐疝：俗称小肠气。症见腹股沟肿块时大时小，时上时下，如狐之出没无常，故名。

④闭癃：病证名。指排尿困难，点滴而下，甚则闭塞不通。

【图解要点】

足厥阴肝经循行及"是动病"、"所生病"

足厥阴肝经循行	起于大指－足跗－内踝－腘内廉－股－阴器－小腹－胃－肝－胆－膈－胁肋－喉咙－颃颡－目系－额－巅；其支者，目系－颊－唇；其支者，肝－膈－肺
是动病（本经病变）	腰痛不可以俛仰，丈夫㿉疝，妇人少腹痛，嗌干，面尘脱色
所生病（主治病证）	胸满，呕逆，飧泄，狐疝，遗溺，闭癃
治疗原则	盛则写之，虚则补之，热则疾之，寒则留之，陷下则灸之，不盛不虚，以经取之

【结语】

论述肝足厥阴之脉的循行路线，经脉病候，治则及本经虚实的人迎寸口诊脉法。十二经病候中有狐疝、㿉疝者，仅见本经一处。虽疝有多种，而历代医家对疝的论述均不离于足厥阴肝经，故临床治疝总以理气疏肝为主。

此外本节提示医生，遗尿、闭癃等证并非只属肾与膀胱等脏腑病变，与肝经也有关，肝气痹阻亦可导致小便异常，故可启发临床治疗思路。

思考题

1. 简述十二经脉的循行、分布是怎样的。

2. 十二经脉的"是动病"和"所生病"都有哪些？

复习技巧点拨

本章内容考试时经络所主病症多以选择题、词句解释为主，经络循行路线尤其是与所主病症有关者多出选择题。全国性的各类资格考试，如执业药师、职称考试等常见选择题。高职、专科、本科、自学《内经选读》考试一般不作为考核内容。研究生入学考试偶有词句解释、论述题。

巩固与练习

一、选择题

（一）A 型题

1. 据《灵枢·经脉》，手阳明大肠经在面部络属的部位是

    A. 耳   B. 齿   C. 目

    D. 额   E. 颐

2. 据《灵枢·经脉》，足阳明胃经所主的精神症状为

    A. 上高而歌   B. 心惕惕如人将捕之   C. 笑不休

    D. 善惊   E. 梦临渊

（二）B 型题

    A. 筋   B. 脉   C. 气

    D. 骨   E. 血

3. 据《灵枢·经脉》，足太阳膀胱脉所主病为

4. 据《灵枢·经脉》，手厥阴三焦脉所主病为

（三）X 型题

5. 据《灵枢·经脉》，以下哪些经脉可以治疗耳聋

    A. 小肠手太阳经   B. 膀胱足太阳经

    C. 大肠手阳明经   D. 胃足阳明经

    E. 三焦手少阳经

二、词句解释

1. 马刀侠瘿

参考答案

一、选择题

（一）A 型题

1. B　2. A

（二）B 型题

3. A　4. B

（三）X 型题

5. ABCE

二、词句解释

1. 马刀侠瘿：即瘰疬。生于腋下，其形长，质坚硬，形似马刀，故名马刀；发于颈旁，形如贯珠的，称为侠瘿。两处病变常相关联，故马刀、侠瘿并称。

第六单元　百病始生

灵枢·百病始生

【考点重点点拨】

★1. 掌握《内经》关于发病的基本观点以及积的病因病机

2. 熟悉病因与发病部位的关系，外邪致病的传变规律

【原文】

黄帝问于岐伯曰：夫百病之始生也，皆生于风雨寒暑，清湿喜怒。喜怒不节则伤藏，风雨则伤上，清湿则伤下，三部之气①，所伤异类，愿闻其会。岐伯曰：三部之气各不同，或起于阴，或起于阳，请言其方。<u>喜怒不节则伤藏，藏伤则病起于阴也；清湿袭虚，则病起于下；风雨袭虚，则病起于上，是谓三部</u>。至于其淫泆，不可胜数。

黄帝曰：余固不能数，故问先师，愿卒闻其道。岐伯曰：风雨寒热，不得虚，邪不能独伤人。卒然逢疾风暴雨而不病者，盖无虚，故邪不能独伤人。此必因虚邪之风，与其身形，<u>两虚相得，乃客其形，两实相逢，众人肉坚</u>，其中于虚邪也，因于天时，与其身形，参以虚实，大病乃成。气有定舍，因处为名，上下中外，分为三员。

【词句解释】

①★三部之气：即伤于上部的风雨，伤于下部的清湿，伤于五脏的喜怒邪气。

【图解要点】

1. 三部之气 ⟶ 三员
$$\begin{cases} 上 \cdots\cdots 风雨 \\ 下 \cdots\cdots 寒湿 \end{cases} \longrightarrow 病起于阴$$
$$五脏 \cdots\cdots 喜怒不节 \longrightarrow 病起于阳$$

★2. 两虚相得,乃客其形,两实相逢,众人肉坚:

正气为主发病观
$$\begin{cases} 正气虚之人 + 虚邪(两虚) \\ \quad\quad ——邪气留滞人体发病 \\ 正气充实者 + 实邪(两实) \\ \quad\quad ——不发病 \end{cases}$$

【结语】

致病因素有三,风雨寒暑清湿发于外,情志不节发于内。外感发病必备两个条件,一是正气虚,二是虚邪侵袭,二者结合乃能发病。正虚是发病的关键。

【原文】

是故虚邪之中人也,始于皮肤,皮肤缓则腠理开,开则邪从毛发入,入则抵深,深则毛发立,毛发立则淅然,故皮肤痛。留而不去,则传舍于络脉。在络之时,痛于肌肉,其痛之时息,大经乃代①。留而不去,传舍于经。在经之时,洒淅喜惊。留而不去,传舍于输。在输之时,六经不通,四支则支节痛,腰脊乃强。留而不去,传舍于伏冲之脉②,在伏冲之时,体重身痛。留而不去,传舍于肠胃,在肠胃之时,贲响腹胀,多寒则肠鸣飧泄,食不化;多热则溏出麋③。留而不去,传舍于肠胃之外,募原之间,留著于脉。稽留而不去,息而成积。或著孙脉,或著络脉,或著经脉,或著输脉,或著于伏冲之脉,或著于膂筋,或著于肠胃之募原,上连于缓筋④,邪气淫泆,不可胜论。

【词句解释】

①大经乃代:指邪气由络脉深入经脉,经脉接替络脉受邪。

②伏冲之脉:即冲脉,此指冲脉之循行靠近脊柱里面者。

③溏出麋:热性泻痢。

④缓筋:循于腹内之筋,指足阳明之筋。

【图解要点】

外邪入侵，传变为积的规律

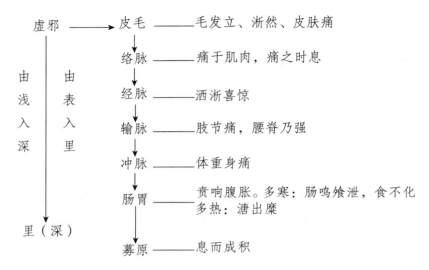

【结语】

虚邪贼风侵袭人体，由表入里，由浅入深，最后发生积。传变过程中，邪气侵袭部位不同，症状不同，治则治法也不相同，如邪在皮毛，当以表散。由于邪气由表入里传变，故宜早期治疗，防其传变。

【原文】

黄帝曰：愿尽闻其所由然。岐伯曰：其著孙络之脉而成积者，其积往来上下，臂手孙络之居也，浮而缓，不能句积而止之，故往来移行肠胃之间，水凑渗注灌，濯濯有音，有寒则䐜䐜满雷引，故时切痛。其著于阳明之经，则挟脐而居，饱食则益大，饥则益小。其著于缓筋也，似阳明之积，饱食则痛，饥则安。其著于肠胃之募原也，痛而外连于缓筋，饱食则安，饥则痛。其著于伏冲之脉者，揣之应手而动，发手则热气下于两股，如汤沃之状。其著于膂筋，在肠后者，饥则积见，饱则积不见，按之不得。其著于输之脉者，闭塞不通，津液不下，孔窍干壅。此邪气之从外入内，从上下也。

黄帝曰：积之始生，至其已成，奈何？岐伯曰：积之始生，得寒乃生，厥乃成积也①。黄帝曰：其成积奈何？岐伯曰：厥气生足悗②，悗生胫寒，胫寒则血脉凝涩，血脉凝涩则寒气上入于肠胃，入于肠胃则膜胀，膜胀则肠外之汁沫迫聚不得散③，日以成积。卒然多食饮则肠满，起居不节，用力过度则络脉伤。阳络伤则血外溢，血外溢则衄血④；阴络伤则血内溢，血内溢则后血⑤。肠胃之络伤，则血溢于肠外，肠外有寒，汁沫与血相抟，则并合凝聚不得散，而积成矣。卒然外中于寒，若内伤于忧怒，则气上逆，气上逆则六输不通，温气不行，凝血蕴里而不散，津液涩渗，著而不去，而积皆成矣。

【词句解释】

①厥乃成积：此概括成积原因之一，是寒气从足上逆，凝滞气血津液，逐渐形成积块。

②厥气生足悗：寒逆之气起于足悗。悗，同闷。足悗，指足部出现疼痠、活动不便等症。

③肠外之汁沫迫聚不得散：谓迫使肠外的津液结聚而不得布散。汁沫，指津液。

④血外溢则衄血：阳络损伤则血溢于外，出现各种衄血症状。衄血，指广泛见于肌表和上部之出血，如肌衄、鼻衄、齿衄、目衄等。

⑤★血内溢则后血：肠腔里面的络脉损伤，血溢于肠道之内，而为便血之症。后血，这里指大便出血。

【图解要点】

1. 不同部位积的症状表现

积的部位	特点
络脉	往来上下移动，濯濯有音
阳明之经	饱食则大，饥则小
缓筋	饱则痛，饥则安
肠胃募原	饱食则安，饥则痛
冲脉	揣之应手而动
膂筋	饥则积见，饱则不见
输脉	孔窍干燥壅塞

2. 积的病因病机

      病因　　　　　　病机

①寒邪侵袭

②饮食失调

③起居不节 ＞ 寒凝、气滞、血瘀、津停 ⟹ 聚而不散成积

④用力过度

⑤七情不和

【结语】

积病部位可以根据积的活动度、与进食的关系、应手的搏动感等病证特点判别，为积的鉴别诊断开创了先河，为积的分类和辨证也提供了理论根据，并丰富了腹诊的内容。

积的病因强调寒邪侵袭，内外合邪，因而成积，其病理复杂，为寒、气、血、津凝聚，对后世关于肿瘤病理及治则治法的研究，颇有启发。

【原文】

黄帝曰：其生于阴者，奈何？岐伯曰：忧思伤心；重寒伤肺；忿怒伤肝；醉以入房，汗出当风伤脾；用力过度，若入房汗出浴，则伤肾。此内外三部之所生病者也。

黄帝曰：善。治之奈何？岐伯答曰：察其所痛，以知其应，有余不足，当补则补，当写则写，毋逆天时，是谓至治。

【图解要点】

五脏致病病因

五脏	心	肺	肝	脾		肾
病因	忧思	内外寒邪	忿怒	醉后入房	汗出当风	劳倦、房劳

【结语】

内外合邪易伤及内脏，病起于阴。五脏疾病致病原因各有特点，心肝多见情志所伤，肺多伤于外内寒邪，脾多伤于饮食不节，肾多伤于劳倦、房劳等，为后世脏腑辨证提供了依据。

"至治"是既要详察病位，又要注意正邪关系，还要考虑到天人相

应的问题，因时制宜。

思考题

1. 《内经》中的发病观是什么？

2. 积的病因病机有哪些？

复习技巧点拨

本章内容考试时以选择题、填空题、词句解释、简答题为主。全国性的各类资格考试，如执业药师、职称考试等常见选择题。高职、专科、本科考试则以上各类题型均有。研究生入学考试中常见于论述题。

1. 病因与发病部位的关系、五脏病因多出选择题。

2. 发病观多出词句解释，在选择题、简答题中也可出现。

3. 积的病因病机、部位与症状的关系多出选择题，重点语句也可出词句解释。

素问·生气通天论

【考点重点点拨】

★1. 掌握阳气的生理及主要病理，阳气与阴精的关系

2. 了解饮食五味过用对五脏的危害

【原文】

黄帝曰：<u>夫自古通天①者，生之本，本于阴阳</u>。天地之间，六合之内，其气九州、九窍、五藏、十二节，皆通乎天气，其生五，其气三②，数犯此者，则邪气伤人，此寿命之本也。

苍天之气，清净则志意治，顺之则阳气固，虽有贼邪，弗能害也。此因时之序。故圣人传精神，服天气，而通神明。失之，则内闭九窍，外壅肌肉，卫气散解，此为自伤，气之削也。

【词句解释】

①通天：指人与自然息息相通。

②其生五，其气三：其，此指阴阳。意为阴阳二气衍生木、火、土、金、水五行；阴阳二气各分为三，即三阴三阳之气。

【图解要点】

论"生气通天"的含义及意义

$$
生气通天
\begin{cases}
含义 \begin{cases} ①生命本源于自然界之阴阳 \\ ②生命活动与自然界之阴阳相通应 \end{cases} \\
意义 \begin{cases} ①养生防病 \\ ②顺应自然界阴阳的变化规律 \end{cases}
\end{cases}
$$

【结语】

生命本源于自然界阴阳二气，与之相通应，因此当顺应四时阴阳变化规律，主动调养身体，逆之则病，这是贯穿《内经》全篇的养生主旨。

【原文】

阳气者，若天与日，失其所则折寿而不彰。故天运当以日光明。是故阳因而上，卫外者也。因于寒，欲如运枢，起居如惊，神气乃浮，因于暑，汗，烦则喘喝，静则多言，体若燔炭，汗出而散；因于湿，首如裹，湿热不攘，大筋緛短，小筋弛长①，緛短为拘，弛长为痿。因于气，为肿。四维相代，阳气乃竭。阳气者，烦劳则张，精绝，辟积于夏，使人煎厥②。目盲不可以视，耳闭不可以听，溃溃乎若坏都，汩汩乎不可止。阳气者，大怒则形气绝，而血菀于上，使人薄厥③。有伤于筋，纵，其若不容。汗出偏沮，使人偏枯，汗出见湿，乃生痤疿。高粱之变，足生大丁④，受如持虚。劳汗当风，寒薄为皶，郁乃痤。

阳气者，精则养神，柔则养筋⑤。开阖不得，寒气从之，乃生大偻⑥。陷脉为瘘，留连肉腠。俞气化薄，传为善畏，及为惊骇。营气不从，逆于肉理，乃生痈肿。魄汗未尽，形弱而气烁，穴俞以闭，发为风疟。故风者，百病之始也，清静则肉腠闭拒，虽有大风苛毒，弗之能害，此因时之序也。故病久则传化，上下不并，良医弗为。故阳畜积病死，而阳气当隔，隔者当写，不亟正治，粗乃败之。

故阳气者，一日而主外，平旦人气生，日中而阳气隆，日西而阳气已虚，气门乃闭。是故暮而收拒，无扰筋骨，无见雾露，反此三时，形乃困薄。

【词句解释】

①大筋緛（ruǎn 软）短，小筋弛长：緛，收缩。弛，松弛，弛缓。此为互文，意为大筋、小筋或者收缩变短，或者松弛变长，乃湿邪中人，郁而化热，湿热交并，阻滞筋脉，气血不能通达濡润，致使筋失所养，从而表现为肢体运动障碍之类病证。

②煎厥：古病名。因过度繁劳，阳气亢张，煎熬阴精，阴虚阳亢，逢夏季之盛阳，亢阳无制所致阳气上逆昏厥的病证，其病证来势突然，病情凶险，症状表现为意识丧失，耳目失聪明等。

③薄厥：古病名。指因大怒而气血上冲，脏腑经脉之气阻绝不通所导致的昏厥病证。由于气血郁积于上，筋脉失于濡养，导致筋脉弛纵，肌肉枯萎，四肢不能随意运动，甚则出现新动向不遂之症。"薄"，通"暴"，突然。

④高梁之变，足生大丁："高"，通"膏"，肥肉。"梁"，通"粱"，即精细的食物。变，灾变，害处。足，能够。"丁"，通"疔"。意为过食肥甘厚味之品，助湿生痰生热，阳热蓄积，肉腐为脓，会使人发生疔疮。

⑤阳气者，精则养神，柔则养筋：当作"养神则精，养筋则柔"解。精，指精神爽慧；柔，即筋脉柔和，活动自如。人之神得阳气之温养，才能保持正常的意识思维活动。筋得阳气温养，才能弛张自如，使肢体运动灵活。

⑥大偻（lǔ 吕）：腰背和下肢弯曲而不能直起之病。

【图解要点】

1. 阳气的生理

（1）气化温养作用

①推动脏腑经络的功能活动

②保持正常的意识思维活动

③筋得温养，肢体运动灵活

（2）卫外御邪功能

2. 阳气的主要病理

（1）阳失卫外

病因	症状	病机
因于寒	体若燔炭，无汗	卫阳被遏，腠理闭塞
因于暑	多汗，烦躁不安，呼吸喘粗	暑邪迫汗外泄，暑热扰动心神
	多汗，神昏嗜卧，喃喃自语	邪迫汗外泄，耗气伤阴，心神失养
因于湿	首如裹，筋脉拘挛（四肢僵硬）或筋脉松弛（四肢痿软）	湿蒙清阳，郁而化热，留恋筋脉
因于风	肿（水肿）	风邪伤阳，阻遏津液气化

（2）阳气失常

病理	病证	病机
阳亢精绝	突然昏厥，或耳闭、目盲	过度烦劳，阳气亢盛，煎灼阴液，复感暑热，耗伤阴精，则阳亢精绝，气逆昏厥
阳气厥逆	突然昏倒，不省人事，四肢不用	大怒则阳气上逆，血随气涌，郁积于上，筋脉失于濡养，弛纵而枯萎，四肢不能随意运动，甚则半身不遂
阳气偏阻	汗出偏侧，可能导致半身不遂	阳气偏阻，致气虚血瘀
阳气郁遏	疖、汗疹、粉刺之类皮肤病	劳作汗出，骤遇湿气、冷风之类，阳气猝然凝滞，汗孔闭合，汗泄不畅，结于肌腠
阳热内盛	疔疮	膏粱厚味，助湿生痰生热，生热则阳热蓄积；痰湿又阻遏阳气，郁积化热。
阳虚邪恋	大偻	阳虚寒邪入侵，筋失温养而拘急，致背曲不能直立
	痈肿	寒邪凝滞，营卫失调，凝阻肌肉之间，发为痈肿。
	瘘	寒邪深陷经脉，气血凝滞，久则经脉败漏，发为溃疡，形成瘘管
	惊恐善畏	寒邪留连肉腠，由腧穴内传五脏，脏病神失所主，则可见种种情志症状
	风疟	阳气素虚，卫表不固，汗出不止，风寒乘虚而入，正虚邪陷，不能外达

（3）煎厥和薄厥的鉴别

	煎厥	薄厥
病因	过度烦劳，复感暑热	大怒
病机	阳亢精绝。过度烦劳，阳气亢盛，煎灼阴液，复感暑热，耗伤阴精，亢阳无制，气逆而厥	阳气厥逆。大怒则阳气上逆，血随气涌，郁积于上，筋脉失于濡养
症状	突然昏厥，或耳闭、目盲	突然昏倒，不省人事，四肢不用
预后	来势突然，病情凶险	类于中风，甚则半身不遂

3. 阳气挡隔

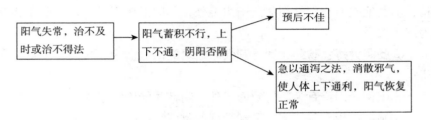

阳气失常，治不及时或治不得法 → 阳气蓄积不行，上下不通，阴阳否隔 → 预后不佳 / 急以通泻之法，消散邪气，使人体上下通利，阳气恢复正常

4. 阳气的昼夜消长规律

人身之阳气一之日 { ①平旦阳气生发 ②日中阳气隆盛 ③日西阳气虚衰

【结语】

本节从阳气的生理功能和病理两方面展开论述，说明了阳气对人体的重要性。阳失其常，或失于卫外，则受四季寒暑湿风的侵袭发病，或亢而精绝，或厥逆，或偏阻，或郁遏，或郁热内盛，或虚而邪恋，治不得法，阴阳否隔，急当泻之。阳气的护养当顺从自然界阴阳消长的规律。

【原文】

岐伯曰：阴者，藏精而起亟也；阳者，卫外而为固也①。阴不胜其阳，则脉流薄疾，并乃狂。阳不胜其阴，则五藏气争，九窍不通。是以圣人陈阴阳，筋脉和同，骨髓坚固，气血皆从。如是则内外调和，邪不能害，耳目聪明，气立如故。风客淫气，精乃亡，邪伤肝也。因而饱食，筋脉横解，肠澼为痔②。因而大饮，则气逆。因而强力，肾气乃伤，高骨乃坏。凡阴阳之要，阳密乃固③，两者不和，若春无秋，若冬无夏，因而和之，是谓圣度。故阳强不能密，阴气乃绝；阴平阳秘，精神乃治；阴阳离决，精气乃绝。因于露风，乃生寒热。是以春伤於风，邪气留连，乃为洞泄④；夏伤於暑，秋为痎疟；秋伤於湿，上逆而咳，发为痿厥；冬伤於寒，春必温病。四时之气，更伤五藏。

【词句解释】

①阴者，藏精而起亟也；阳者，卫外而为固也：亟，频数。阴主藏精，不断地起而与阳气相应。阳主卫外，起固卫作用。体现了阴阳相互为用的关系。

②肠澼为痔：肠澼，即下利便脓血之类疾病。为，犹与也。痔，即痔疮。

③阳密乃固：意为阳气致密于外，阴精才能固守于内。

④洞泄：指水谷不化，下利无度的重度泄泻。

【图解要点】

1. 阳气与阴精的关系

阴阳的关系	原文
阴阳的互根互用	阴者，藏精而起亟也；阳者，卫外而为固也
阴阳的相互制约	阴不胜其阳，则脉流薄疾，并乃狂。阳不胜其阴，则五藏气争，九窍不通
阳气在阴阳平衡协调中发挥主导作用	阴阳之要，阳密乃固

2. "四时之气，更伤五藏"的发病观

四时	春	夏	秋	冬
邪气	风	暑	湿	寒
病证	夏为洞泄	秋为痎疟	冬生咳，痿厥	春必温病

【结语】

本节继上文论阳气之后，进一步阐述阳气与阴精的关系：相互为用、相互制约、阳气为主导。阴阳的平和协调，"阴平阳秘，精神乃治"，若阴阳平秘被破坏，即为病态，甚则"阴阳离决"，致"精气乃绝"。

其次，阐述了"四时之气，更伤五藏"的发病观。这种邪气伏而后发的发病思想，为后世温病"伏邪"学说奠定了基础。

【原文】

阴之所生，本在五味；阴之五宫，伤在五味①。是故味过于酸，肝气以津②，脾气乃绝；味过于咸，大骨气劳，短肌，心气抑；味过于甘，心气喘，色黑，肾气不衡；味过于苦，脾气不濡，胃气乃厚③；味过于辛，筋脉沮弛，精神乃央。是故谨和五味，骨正筋柔，气血以流，腠理以密，如是则骨气以精④，谨道如法，长有天命。

【词句解释】

①阴之所生，本在五味；阴之五宫，伤在五味：饮食五味是化生阴精的物质基础，是五脏精气之源。但若五味偏嗜，则又可使五脏受损而发病。说明五味入五脏，体现了过用病生的发病观。

②肝气以津：以，犹乃也。津，溢也，有过盛之意。

③胃气乃厚：胃气胀满。

④骨气以精：言骨、筋、气、血、腠理等均得五味滋养而强盛。骨气，泛指上文之骨、筋、气、血、腠理。精，强盛。

【图解要点】

五味偏嗜损伤五脏的证候

五味	入脏	机制	症状表现
酸	肝	肝气不散，郁而乘脾	原文未列。应有胸闷，胁胀，纳呆，便溏等症
咸	肾	火不暖土，脾运失职，肌肉失养	肌肉消瘦短缩
		肾气不足，水湿内生，水气凌心	心气抑
		肾气不坚，不能生髓充骨	大骨劳伤

续表

五味	入脏	机制	症状表现
甘	心	心气不爽	心悸，胸闷
		肾气乘之	面色黑
苦	脾	脾气不缓，失于运化，胃气壅滞	胃胀
辛	肺	肺气不收，肝气过散	筋脉败坏，精神疲惫

【结语】

本节论阴精，认为饮食五味是五脏阴精之源，但五味太过，过用病生，又可因其阴阳偏性而破坏人体阴阳平和协调，使五脏受损而发病。并从整体观出发，根据五味苦欲理论，阐述了五味偏嗜伤人的病理变化。所以，养生要注意谨和五味，方能保持阴阳和平而长有天命。

思考题

1. 阐述阳失卫外，湿邪为患的症状和病机。

2. 比较煎厥与薄厥。

3. 阐述"阴之五宫，伤在五味"的文理与医理。

复习技巧点拨

本章内容考试时以选择题、填空题、词句解释、简答题、问答题、医案分析。全国性的各类资格考试，如执业药师、职称考试等常见选择题。高职、专科、本科考试则以上各类题型均有。研究生入学考试常见于论述题。

1. 阳气的病理多出选择题、填充题、词句解释、简答题、问答题及医案分析。

2. 阳气的生理多出选择题、填充题，重点语句可以在词句解释中出现。

3. 阳气阴精的关系多出选择题、填充题、简答题，重点词句可以出词句解释。

4. 四气之气，更伤五藏的发病观多出选择题，重点词句可以出词句解释。

5. 五味五脏的关系多出词句解释、简答题。

素问·玉机真藏论（节选）

【考点重点点拨】

了解五脏疾病的两种传变方式及其预后，外邪侵犯人体的发生、发展规律

【原文】

五藏受气于其所生①，传之于其所胜，气舍于其所生，死于其所不胜。病之且死，必先传行，至其所不胜，病乃死。此言气之逆行②也，故死。肝受气于心，传之于脾，气舍于肾，至肺而死；心受气于脾，传之于肺，气舍于肝，至肾而死；脾受气于肺，传之于肾，气舍于心，至肝而死；肺受气于肾，传之于肝，气舍于脾，至心而死；肾受气于肝，传之于心，气舍于肺，至脾而死。此皆逆死也。一日一夜五分之，此所以占死生之早暮也。

黄帝曰：五藏相通，移皆有次，五藏有病，则各传其所胜。不治，法三月若六月，若三日若六日，传五藏而当死，是顺传所胜之次。故曰：别于阳者，知病从来③；别于阴者，知死生之期④。言知至其所困而死。

【词句解释】

①受气于其所生：受气，遭受病气。其所生，指我生之脏。

②气之逆行：指上文所言五脏病气传变"受气于其所生"、"气舍于（其）所生"、"死于其所不胜"，是从子病传母，再传至克我之脏。这种传变次序，与"传之于其所胜"，即本篇所说的"顺传所胜之次"相逆，故云"逆行"。下文"此皆逆死"，与此同义。

③别于阳者，知病从来：能区别一般病脉，便知病源。阳，指有胃气的脉象。

④别于阴者，知死生之期：能区别真脏脉，便可以计算出患者的死亡时间。阴，这里指真脏脉。

【图解要点】

五脏疾病传变方式

（1）顺传：本于五脏五行生克顺行次序进行。如肺→肝→脾→肾→心→肺。

（2）逆传：不按五脏五行生克次序而传。如肾→肺→肝→脾→心。

【结语】

本节论述五脏疾病传变方式有顺传、逆传两种。五脏为一整体，生理上相互联系、相互制约，病理上相互影响、传移演化。根据胃气脉和真脏脉，结合五脏生克，可以判断预后。

【原文】

是故风者，百病之长也。今风寒客于人，使人毫毛毕直，皮肤闭而为热，当是之时，可汗而发也。或痹不仁、肿痛，当是之时，可汤熨及火灸刺而去之。弗治，病入舍于肺，名曰肺痹，发咳上气。弗治，肺即传而行之于肝，名曰肝痹，一名曰厥，胁痛出食，当是之时，可按若刺耳。弗治，肝传之于脾，病名曰脾风^①，发瘅，腹中热，烦心，出黄，当此之时，可按可药可浴。弗治，脾传之肾，病名曰疝瘕^②，少腹冤热而痛，出白，一名曰蛊，当此之时，可按可药。弗治，肾传之心，病筋脉相引而急，病名曰瘈^③，当此之时，可灸可药。弗治，满十日，法当死。肾因传之心，心即复反传而行之肺，发寒热，法当三岁死，此病之次也。

然其卒发者，不必治于传，或其传化有不以次。不以次入者，忧恐悲喜怒，令不得以其次，故令人有大病矣。因而喜大虚则肾气乘矣，怒则肝气乘矣，悲则肺气乘矣，恐则脾气乘矣，忧则心气乘矣，此其道也。故病有五，五五二十五变，及其传化。传，乘之名也。

【词句解释】

①脾风：以"发瘅，腹中热，烦心，出黄"为主症的病证。因其病机为木胜脾土，风气通肝，土受风气，故名脾风。

②疝瘕：以"少腹冤热而痛，出白"为主症的病证。冤热，烦热。出白，尿白浊。

③瘈（chì 赤）：即筋脉抽搐拘急的病证。

【图解要点】

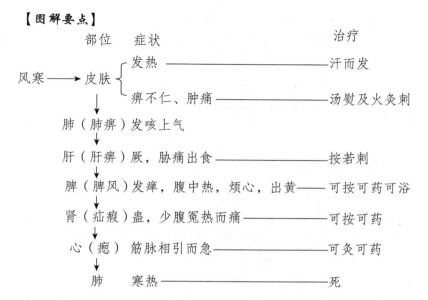

【结语】

本节以风邪侵入人体，病及五脏为例，论五脏疾病"顺传所胜之次"，由肺及肝、及脾、及肾、及心，心病再传至肺，则为五脏传遍。而一脏不再伤，故危。原文举出针刺、火灸、按摩、药物、汤浴、热熨等疗法，其目的在于驱邪外出，恢复正气。其中重要的学术思想，是在掌握五脏疾病传变规律的基础上，预先采取措施，防止传变，此即"治未病"的另一含义。

还提出了影响传变的因素有两种，一是"卒发者"，二是疾病过程中过激情志的干扰。

思考题

风邪致病的五脏传变次序是怎样的？如何治疗？

复习技巧点拨

本章内容考试时以选择题、填空题、词句解释为主。全国性的各类资格考试，如执业药师、职称考试等常见选择题。高职、专科、本科考试则以上各类题型均有。

1. 五脏传变规律多出选择题、填充题。

2. 风邪内传的规律多出选择题、填充题，部分词句出现在词句解释中。

素问·举痛论（节选）

【考点重点点拨】

★掌握九气为病的症状和病机

【原文】

帝曰：善。余知百病生于气也，怒则气上，喜则气缓，悲则气消，恐则气下，寒则气收，灵则气泄，惊则气乱，劳则气耗，思则气结，九气不同，何病之生？岐伯曰：怒则气逆，甚则呕血及飧泄，故气上矣。喜则气和志达，荣卫通利，故气缓矣。悲则心系急，肺布叶举，而上焦不通，荣卫不散，热气在中，故气消矣。恐则精却，却则上焦闭；闭则气还，还则下焦胀，故气不行矣。寒则腠理闭，气不行，故气收矣。灵则腠理开，荣卫通，汗大泄，故气泄。惊则心无所倚，神无所归，虑无所定，故气乱矣。劳则喘息汗出，外内皆越，故气耗矣。思则心有所存，神有所归，正气留而不行，故气结矣。

【图解要点】

1. "百病生于气"的发病学观点，认为气机失调是疾病发生的基本机制

（1）气是构成人体和维持人生命活动的基本物质，气的升降出入运动是人生命活动的基本形式，脏腑经络组织的生理活动及其物质代谢过程都可以作为气的正常运动及其变化的表现。

（2）气的逆乱失调是中医论病的基本内容，一切病理过程乃是气的反常运动的结果。

（3）七情、六淫、劳倦等诸因素均可导致气机的紊乱和正气的亏耗，所以说"百病生于气"的观点在中医学的发病机制中具有普遍的意义。

2. 九气为病的机制

病因分类	九气为病	机制
外感	寒则气收	寒邪侵袭，腠理闭塞，血脉凝涩不通，营卫不畅行，故气收矣
	炅则气泄	热邪升散，腠理开张，汗液外泄，气随津泄
情志	怒则气上	大怒，肝气上逆，血随气升导致呕血，或肝气乘脾，导致飧泄
	喜则气缓	暴喜，心气涣散不收，精神举止失常
	思则气结	思虑过度，气机升降失司郁滞不行
	悲则气消	过度悲哀，心系拘急，肺叶上举，上焦营卫之气不布，郁而化热，耗伤正气
	恐则气下	过度恐惧，上焦之气郁闭不通，精气下陷而不升，还至下焦而为胀
	惊则气乱	大惊，气机紊乱，气血失调，心神不能内守，而思虑无所安定。
劳伤	劳则气耗	劳力过度，喘息汗出，喘则肺气散失而内气越，汗出营卫散失而外气越。

【结语】

本节论述"百病生于气"的发病学观点，认为气机失调是疾病发生的基本机制，在九气为病中，属于情志因素者占六种，突出了情志因素的重要性。同时也提示情志因素致病，其基本病机是气机逆乱失调，这就为诊治情志病指出了方向。九气的病理概括了气滞、气陷、气脱、气逆、气虚、气闭等，对于现代临床上分析病理指导治疗，具有重要的实践意义。

思考题

请阐述九气为病。

复习技巧点拨

本章内容考试时以选择题、填空题、词句解释、简答题为主。全国性的各类资格考试，如执业药师、职称考试等常见选择题。高职、专

科、本科考试则以上各类题型均有。研究生入学考试中九气为病内容，常见于论述题。

素问·调经论（节选）

【考点重点点拨】

了解阳虚则外寒，阴虚则内热，阳盛则外热，阴盛则内寒四种病机

【原文】

帝曰：经言阳虚则外寒，阴虚则内热，阳盛则外热，阴盛则内寒，余已闻之矣，不知其所由然也。岐伯曰：阳受气于上焦，以温皮肤分肉之间，今寒气在外，则上焦不通，上焦不通，则寒气独留于外，故寒栗。帝曰：阴虚生内热奈何？岐伯曰：有所劳倦，形气衰少，谷气不盛，上焦不行，下脘不通，胃气热，热气熏于胸中，故内热。帝曰：阳盛生外热奈何？岐伯曰：上焦不通利，则皮肤致密，腠理闭塞，玄府①不通，卫气不得泄越，故外热。帝曰：阴盛生内寒奈何？岐伯曰：厥气②上逆，寒气积于胸中而不写，不写则温气去，寒独留，则血凝泣，凝则脉不通，其脉盛大以涩，故中寒。

【词句解释】

①玄府：汗孔。

②厥气：下焦阴寒厥逆之气。

【图解要点】

阴阳盛衰失调的病机

分类		机制	症状	治疗
阳虚则外寒	古义	指外感寒邪早期，寒邪阻遏卫阳，卫阳不能达于肌表以司温煦之职，寒邪独留体表而出现恶寒的病机，"阳虚"并不属于现代意义上的虚证，而是外感表寒实证，属后世《伤寒论》的太阳伤寒证	恶寒发热，无汗，头身疼痛，脉浮紧	发汗解表：麻黄汤之类

续表

分类		机制	症状	治疗
阳虚则外寒	今义	指体内阳气不足，失于温煦的虚寒证	恶寒但不发热，面色㿠白，四肢逆冷，大便溏薄，小便清长，舌淡苔白，脉沉细	温阳散寒：理中汤之类
阴虚则内热	古义	指劳倦伤脾，清浊升降失司，胃中谷气留而不行，郁久化热的气虚发热。脾为牝脏，属阴，故这里用"阴虚"代表脾虚	发热，劳累后加甚，食少便溏，头晕乏力，舌淡苔白，脉细弱	甘温除热：补中益气汤加减
	今义	多为肺胃或肝肾阴虚，阴不制阳，虚火内生的阴虚火旺	午后或夜间发热，手足心发热，或骨蒸潮热，口干，盗汗，大便干结，尿少色赤，舌质干红或有裂纹，无苔或少胎，脉细数	养阴清热：清骨散，知柏地黄丸加减
阳盛则外热	古义	指感受外寒之后，腠理闭塞，卫气郁遏而致的肌表发热	发热恶寒、脉浮等外感的临床表现	解表散寒：麻黄汤之类
	今义	指邪气入侵，阳气亢盛的表热、里热、表里俱热等各种热证	发热	清热泻火：白虎汤等
阴盛则内寒	古义	指阴寒上逆，积于胸中，损伤胸阳的内寒证	胸闷不舒，甚者心胸疼痛，舌暗脉涩	温通胸阳：瓜蒌薤白白酒汤
	今义	指包括阴寒上逆，胸阳受损在内的一切脏腑的阴寒内盛证	畏寒肢冷，绞痛拘挛等	温阳散寒：四逆汤之类

【结语】

本节论述了阳虚则外寒，阴虚则内热，阳盛则外热，阴盛则内寒四种病机，其含义古今有别。

思考题

请阐述阳虚则外寒，阴虚则内热，阳盛则外热，阴盛则内寒四种病机的古今含义。

复习技巧点拨

本章内容考试时以选择题、填空题、词句解释为主。全国性的各类资格考试，如执业药师、职称考试等常见选择题。高职、专科、本科考试则以上各类题型均有。研究生入学考试中常见于论述题。

阳虚则外寒，阴虚则内热，阳盛则外热，阴盛则内寒四种病机可以出选择题、词句解释。

素问·至真要大论（节选）

【考点重点点拨】

★1. 掌握病机十九条的内容，掌握正治、反治的概念和方法以及虚寒、虚热证的治疗原则

★2. 熟悉分析病机的方法

【原文】

帝曰：善。夫百病之生也，皆生于风寒暑湿燥火，以之化之变①也。经言盛者写之，虚者补之，余锡以方士②，而方士用之尚未能十全。余欲令要道必行，桴鼓相应，犹拔刺雪污，工巧神圣，可得闻乎？岐伯曰：审察病机③，无失气宜④。此之谓也。

【词句解释】

①之化之变：同"之变化"之义，指六气的异常变化。

②锡以方士：赐予医生。锡，同赐。方士，方术之士，此指医生。

③病机：疾病发生、发展变化的机制。张介宾注："机者，要也，变也，病变之所由出也。"

④气宜：六气各有主时之宜，这里指的是六气主时的规律。

【图解要点】

掌握病机的重要性

| 明六气致病之理
（风寒暑湿燥火，以之化之变）
知治病之法
（盛者写之，虚者补之） | + | 审察病机
无失气宜 | = | 工巧神圣 |

【结语】

本节指出，一般医生虽然熟谙六气致病之理，亦掌握"盛者写之，虚者补之"的治疗大法，为何不能取效十全？其原因就是未能"审察病机"。所谓病机，就是疾病发生、发展与变化的机制，内容应包括病因、病理、病性、病位等。它概括地反映了人体内部阴阳失调、正邪交争、升降失常等一系列矛盾运动，是中医认识疾病的主要着眼点，辨析病机是辨证的关键。

【原文】

帝曰：愿闻病机何如？岐伯曰：诸风掉眩，皆属于肝①。诸寒收引②，皆属于肾。诸气膹郁③，皆属于肺。诸湿肿满④，皆属于脾。诸热瞀瘛⑤，皆属于火。诸痛痒⑥疮，皆属于心。诸厥固泄⑦，皆属于下。诸痿喘呕，皆属于上。诸禁鼓栗⑧，如丧神守⑨，皆属于火。诸痉项强⑩，皆属于湿。诸逆冲上⑪，皆属于火。诸胀腹大⑫，皆属于热。诸躁狂越⑬，皆属于火。诸暴强直⑭，皆属于风。诸病有声，鼓之如鼓⑮，皆属于热。诸病胕肿⑯，疼酸惊骇，皆属于火。诸转反戾⑰，水液⑱混浊，皆属于热。诸病水液，澄澈清冷⑲，皆属于寒。诸呕吐酸，暴注下迫⑳，皆属于热。

【词句解释】

①诸风掉眩，皆属于肝：谓众多肢体搐动震摇、头目眩晕之风类病证，其病机多属于肝。诸，众也，不定的多数。风，这里用以概括掉眩病证具有风类特点。掉，摇也，此指肢体动摇，如肌肉痉挛、震颤之类症状。皆，亦作"大多"解。

②收引：指肢体踡缩、屈曲不伸的症状。收，收缩。引，牵引、拘急。

③膹（fèn愤）郁：膹，同贲，此指气逆喘急。郁，拂郁，此指胸部胀闷。

④肿满：即肌肤肿胀，腹部胀满。

⑤瞀（mào茂）瘛（chì翅）：瞀，昏糊也。瘛，抽搐也。

⑥痒：即疮疡。

⑦厥固泄：厥，指手足逆冷或手足心发热的厥证。固，指二便固闭

不通。泄，指二便泻利不禁。

⑧禁鼓栗：禁，通噤，口噤不开。鼓栗，鼓颔战栗，形容恶寒之甚。

⑨如丧神守：犹如失去神明之主持，不能控制自身的动作。

⑩痉项强：痉，病名，症见筋脉拘急，身体强直，牙关紧闭等。项强，颈项强直，转动不灵。

⑪诸逆冲上：各种气机急促上逆的症状，如急性呕吐、吐血、呃逆等。

⑫胀腹大：指腹部膨满胀大之症。

⑬躁狂越：躁，手足躁扰，坐卧不宁。狂，神志狂乱。越，言行举止，乖乱失常。

⑭暴强直：暴，猝然。强直，筋脉拘挛，身体强直不能屈伸。

⑮病有声，鼓之如鼓：病有声，指因病发出声响的症状。鼓之如鼓，腹胀敲之如鼓响。

⑯胕肿：皮肉肿胀溃烂。胕，同腐。

⑰转反戾：指筋脉拘挛所致的多种症状。转，身体左右扭转。反，角弓反张。戾，身曲不直，如犬出户下。

⑱水液：指由体内排出的各种液体。

⑲澄澈清冷：形容水液清稀透明而寒凉。

⑳暴注下迫：暴注，急剧的腹泻。下迫，下利窘迫，即里急后重。

【图解要点】

1. 病机十九条的分类

五脏病机		诸风掉眩，皆属于肝
		诸寒收引，皆属于肾
		诸气膹郁，皆属于肺
		诸湿肿满，皆属于脾
		诸痛痒疮，皆属于心
上下病机		诸厥固泄，皆属于下
		诸痿喘呕，皆属于上
六淫病机	风	诸暴强直，皆属于风
	湿	诸痉项强，皆属于湿
	寒	诸病水液，澄澈清冷，皆属于寒

续表

六淫病机	火	诸热瞀瘛，皆属于火
		诸禁鼓栗，如丧神守，皆属于火
		诸逆冲上，皆属于火
		诸躁狂越，皆属于火
		诸病胕肿，疼酸惊骇，皆属于火
	热	诸胀腹大，皆属于热
		诸病有声，鼓之如鼓，皆属于热
		诸转反戾，水液混浊，皆属于热
		诸呕吐酸，暴注下迫，皆属于热

★2. 病机十九条病机分析

原文	病机
诸风掉眩，皆属于肝	肝为风木之脏，其病多化风。肝藏血，主身之筋膜，开窍于目，其有病变则木失滋荣，伤及所合之筋，所主之目窍，则见肢体摇摆震颤，目眩头晕
诸寒收引，皆属于肾	肾为寒水之脏，主温煦蒸腾气化，若其功能虚衰，则失其温化之职，气血凝敛，筋脉失养，故筋脉拘挛，关节屈伸不利
诸气膹郁，皆属于肺	肺主气，司呼吸，故气之为病，首责于肺。肺病宣降失常，气壅郁于胸或上逆，则见呼吸喘息，胸中窒闷，痞塞不通
诸湿肿满，皆属于脾	脾为湿土之脏，主运化水湿，主四肢，应大腹，若脾失健运，水津失布，内聚中焦或泛溢肌肤，则见脘腹胀满，四肢浮肿
诸痛痒疮，皆属于心	疮疡，包括痈、疽、疖、疔、丹毒等，肿痛是其主要症状。心为阳脏，在五行属火，主身之血脉，若心火亢盛，火热郁炽于血脉，则腐蚀局部肌肤，形成痈肿疮疡
诸痿喘呕，皆属于上	肺位上焦，为心之华盖，主宣降，向全身敷布精血津液，《素问·痿论篇》说"五藏因肺热叶焦，发为痿躄"；上焦起于胃上口，胃主降浊，胃失和降，其气上逆则呕；肺失清肃，其气上逆则喘
诸厥固泄，皆属于下	《素问·厥论篇》云："阳气衰于下则为寒厥，阴气衰于下则为热厥"，下指足部经脉，又《灵枢·本神》说"肾气虚则厥"，与肾相关。肾、膀胱、大肠皆位于下焦，肾主二阴，司二便，其盛衰之变，影响或及膀胱气化，或及大肠传导，则可见二便不通、二便泻利不禁等症状

续表

原文	病机
诸暴强直，皆属于风	风邪内袭，伤肝及筋，故多见颈项、躯干、四肢关节等出现拘急抽搐、强直不柔之症。风性善行数变，急暴突然为其致病特点
诸病水液，澄澈清冷，皆属于寒	寒邪伤阳，阳虚失于温化，故寒性液体分泌物或排泄物，呈澄澈稀薄清冷特点，如痰涎清稀、小便清长、大便稀薄、带下清冷、脓液稀淡无臭等
诸痉项强，皆属于湿	湿为阴邪，其性黏滞，最易阻遏气机，气阻则津液不布，筋脉失却润养，故可筋脉拘急而见项强不舒、屈颈困难乃至身体强直、角弓反张等症
诸热瞀瘛，皆属于火	火为热之极，火盛则身热；心藏神，火热扰心，蒙蔽心窍，则神识昏糊；火灼阴血，筋脉失养，可见肢体抽掣
诸禁鼓栗，如丧神守，皆属于火	火热郁闭，不得外达，阳盛格阴，故外现口噤、鼓颔、战栗等寒盛症状，而病人不能自控，即真热假寒证
诸逆冲上，皆属于火	火性炎上，扰动气机，可引起脏腑气机向上冲逆，如胃热气逆则呕哕等
诸躁狂越，皆属于火	心主神属火，火性属阳主动，火盛扰神，神志错乱，则狂言骂詈，殴人毁物，行为失常；火盛于四肢，则烦躁不宁，甚至逾垣上屋
诸病胕肿，疼酸惊骇，皆属于火	火热壅滞于血脉，血热肉腐，令患处红肿溃烂，疼痛或酸楚；内迫脏腑，扰神则惊骇不宁
诸胀腹大，皆属于热	外感邪热传里，壅结胃肠，致气机升降失常，热结腑实，可见腹部胀满膨隆，疼痛拒按，大便难下
诸病有声，鼓之如鼓，皆属于热	无形之热积聚而壅滞胃肠，气机不利，传化迟滞，故症见肠鸣有声，腹胀中空叩之如鼓
诸转反戾，水液浑浊，皆属于热	热灼筋脉或热伤津血、筋脉失养，即出现筋脉拘挛、扭转，身躯曲而不直，甚至角弓反张等症。热盛煎熬津液，则涕、唾、痰、尿、带下等液体排泄物黄赤浑浊
诸呕吐酸，暴注下迫，皆属于热	胆热犯胃，或食积化热，胃失和降而上逆，则见呕吐酸腐或吞酸。热走肠间，传化失常，则腹泻；热性阳动，故其特点多表现为暴泻如注，势如喷射；热急纠合湿浊，热急湿缓，则肛门灼热窘迫，欲便而不爽，里急后重，粪便秽臭

【结语】

本段以病机十九条为示范，论述了临床分析病机的方法。

【原文】

故《大要》①曰：谨守病机，各司其属②，有者求之，无者求之③，

<u>盛者责之，虚者责之</u>④，必先五胜⑤，疏其血气，令其调达，而致和平。此之谓也。

【词句解释】

①《大要》：古代医学文献。

②各司其属：掌握各种病象的病机归属。司，掌握。属，归属、隶属、主属，即病机。

③有者求之，无者求之：有此症当探求其机制，无彼症亦应探其因，务求与病机相契合。有者、无者，指与病机相应之症的有无。求之，探求、辨别。

④盛者责之，虚者责之：盛实者，当责究其邪气致病情况；虚弱者，当责究其正气不足的情况。盛者，邪气实。虚者，正气不足。责之，追究、分析。

⑤必先五胜：先要掌握天之五气和人之五脏之气的偏盛偏衰。五胜，五行之气更替相胜，而人五脏之气与之相应，故常将两者联系起来分析。

【图解要点】

★1. 分析病机的方法和步骤

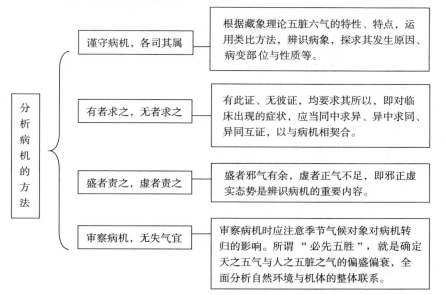

分析病机的方法

谨守病机，各司其属 —— 根据藏象理论五脏六气的特性、特点，运用类比方法，辨识病象，探求其发生原因、病变部位与性质等。

有者求之，无者求之 —— 有此证、无彼证，均要求其所以，即对临床出现的症状，应当同中求异、异中求同、异同互证，以与病机相契合。

盛者责之，虚者责之 —— 盛者邪气有余，虚者正气不足，即邪正虚实态势是辨识病机的重要内容。

审察病机，无失气宜 —— 审察病机时应注意季节气候对象对病机转归的影响。所谓"必先五胜"，就是确定天之五气与人之五脏之气的偏盛偏衰，全面分析自然环境与机体的整体联系。

2. 病机十九条对后世的影响

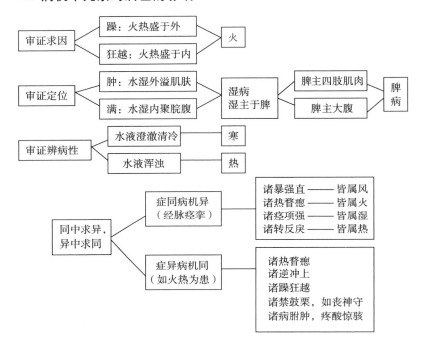

【结语】

本节论病机,首先提出审察外邪感发疾病病机的重要性,其次举例十九种病证示范分析病机方法,最后总括分析病机的基本原则,为中医临床辨证论治奠定了理论基础。

思考题

1. 掌握病机的意义。
2. 试析病机十九条中有关筋脉拘挛之证的机制。
3. 何谓"必先五胜"? 为什么治病要做到"必先五胜"?
4. 什么叫"求其属"? 如何"求其属"?
5. 对"必伏其所主,而先其所因"如何理解?

复习技巧点拨

本章内容考试时以选择题、填空题、词句解释、简答题、问答题和病案分析题为主。全国性的各类资格考试，如执业药师、职称考试等常见选择题。高职、专科、本科考试则以上各类题型均有。研究生入学考试中常见于论述题。

1. 病机十九条原文可以出选择题、填充题。

2. 对病机十九条的理解可以在选择题、词句解释、简答题、问答题和病案分析题中出现。

素问·口问（节选）

【考点重点点拨】

熟悉上、中、下三气不足的病变

【原文】

邪之所在，皆为不足①。故上气不足，脑为之不满②，耳为之苦鸣，头为之苦倾③，目为之眩。中气不足，溲便为之变④，肠为之苦鸣。下气不足，则乃为痿厥心悗⑤。

【词句解释】

①不足：此指正气虚。

②脑为之不满：脑髓空虚之意。

③头为之苦倾：头部沉重不支。

④溲便为之变：出现大小便失常的各种病证。

⑤痿厥心悗：张介宾注："痿，足痿弱也。厥，四肢清冷也。悗，闷也。下气不足，则升降不交，故心气不舒而为悗闷"。心悗，《太素》作"足悗"，可参。

【图解要点】

人身上气、中气、下气不足的表现

上气不足 ➝ 脑髓空虚，不能濡养空窍 ➝ 耳鸣、目眩、头倾

中气不足 ➝ 脾胃虚弱，运化失常 ➝ 二便失常，肠鸣

下气
不足 ➝ ┌ 四肢失养 ➝ 痿厥
　　　　└ 升降不交，心气不舒 ➝ 心闷

【结语】

本段认为邪气之所以能侵入空窍，形成病证，都是正气不足的缘故，并例举人体上中下三部病证进一步加以论证。这种观点与《素问·评热病论篇》"邪之所凑，其气必虚"同义，阐发了邪正相搏、正气为主导的中医发病学思想，对于研究疾病形成与防治具有普遍指导意义。

思考题

请结合原文讨论上、中、下三气不足的症状表现和病机。

复习技巧点拨

本章内容考试时以选择题为主。全国性的各类资格考试，如执业药师、职称考试等常见选择题。

灵枢·五变（节选）

【考点重点点拨】

理解发病与体质的关系

【原文】

黄帝曰：一时遇风，同时得病，其病各异，愿闻其故。少俞曰：善乎哉问！请论以比匠人。匠人磨斧斤①，砺刀削②，斫材木③。木之阴阳④，尚有坚脆，坚者不入，脆者皮弛⑤，至其交节⑥，而缺斧斧⑦焉。夫一木之中，坚脆不同，坚者则刚，脆者易伤，况其材木之不同，皮之厚薄，汁之多少，而各异耶？夫木之蚤花⑧先生叶者，遇春霜烈风，则花落而叶萎；久曝大旱，则脆木薄皮者，枝条汁少而叶萎；久阴淫雨⑨，则薄皮多汁者，皮溃而漉⑩；辛风暴起，则刚脆之木，枝折杌⑪伤；秋霜疾风，则刚脆之木，根摇而叶落。凡此五者，各有所伤，况于人乎？

黄帝曰：以人应木奈何？少俞答曰：木之所伤也，皆伤其枝，枝之刚脆而坚，未成伤⑫也。人之有常病也，亦因其骨节、皮肤、腠理之不坚固者，邪之所舍也，故常为病也。

【词句解释】

①斧斤：斧头。

②砺（lì 利）刀削：磨刀。砺，磨治。削，刀之别名。

③斯（zhuó 浊）材木：砍伐木材。斯，砍伐、砍削。

④木之陰陽：树木向日面为阳，背日面为阴。

⑤坚者不入，脆者皮弛：质地坚硬的树木，斧头难以砍削；木质脆弱的树木，已自松散、开裂。皮，作"离"解，皮弛即木质松脆，乃至开裂。

⑥交节：树木枝干交接之处。

⑦缺斧斤：使斧头缺损。

⑧蚤花：提早开花。蚤，同早。

⑨淫雨：阴雨连绵。

⑩皮溃而漉（lù 路）：树皮溃烂，树汁外渗。漉，渗出。

⑪杌（wù 务）：木之无枝者。

⑫未成伤：未必受到伤害。成，必也。

【图解要点】

发病与体质的关系：体质不同，生病各异。

【结语】

由于树木质地有差异，故其抗灾害能力不同，以人应树，则人的体质有强弱之别，受邪发病的能力也有不同，从而提出中医体质学课题，并成为中医学论病、论治的理论基础之一。

思考题

请结合原文论述发病与体质的关系。

复习技巧点拨

本章内容考试时以选择题为主。全国性的各类资格考试，如执业药师、职称考试等常见选择题。

巩固与练习

一、选择题

（一）A 型题

1.《灵枢·百病始生》论及脾的病因是

    A. 忧思   B. 重寒

    C. 忿怒   D. 醉以入房，汗出当风

    E. 用力过度，若入房汗出浴

2. 孙某，近月来左侧肢体汗出，右侧肢体无汗，其病机是

    A. 阳失卫外   B. 阳热亢盛   C. 阳气偏阻

    D. 阳气逆乱   E. 阳虚邪恋

3. 据《素问·玉机真藏论》，风寒客人，从肝传之脾，名曰

    A. 脾风   B. 肿满   C. 脾痹

    D. 疝瘕   E. 蛊

4. 据《素问·举痛论》，大怒则气机变化为

    A. 气乱   B. 气收   C. 气消

    D. 气下   E. 气上

5. 据《素问·至真要大论》病机十九条，白带清稀量多，其病机一般与何有关

    A. 湿   B. 燥   C. 热

    D. 风   E. 寒

（二）B 型题

    A. 耳鸣   B. 肠鸣   C. 心悗

    D. 首如裹   E. 濡泻

6. 据《灵枢·口问》，上气不足，可见何症

7. 据《素问·生气通天论》，阳失卫外，感受湿邪，可见何症

    A. 腹中膜满雷引   B. 挟脐而居，饱食则益大，饥则益小

    C. 溏出糜   D. 饥则积见，饱则积不见

    E. 痛而外连于缓筋，饱食则安，饥则痛

8. 据《灵枢·百病始生》，积留于阳明之经，其表现是

9. 据《灵枢·百病始生》，积留于肠胃募原，其表现是

（三）X 型题

10. 据《灵枢·百病始生》，积的病因有

　　A. 寒邪侵袭　　　　B. 七情不和　　　　C. 饮食失调
　　D. 起居不节　　　　E. 用力过度

11. 据《素问·生气通天论》，以下对阴阳关系论述正确的是

　　A. 阴阳之中，阳气致密是关键
　　B. 阴精不断地起而与阳气相应
　　C. 阳盛阴弱，筋脉和同，气立如故
　　D. 阳不胜其阴，脉流薄疾，发为狂证
　　E. 阳气卫于外，阴精才能固守于内

二、填充题

12.《素问·生气通天论》："阴络伤则血内溢，血内溢则_____。"

13.《素问·至真要大论》："诸热_____，皆属于火。"

14.《素问·举痛论》："炅则_____。"

三、词句解释

15. 诸湿肿满，皆属于脾

16. 阴虚则内热

17. 煎厥

四、简答题

18. 请根据《素问·生气通天论》，谈谈阴精与五味的关系（要求列出相应原文，解释文理、医理）。

五、问答题

19. 请根据《素问·至真要大论》病机十九条内容，列出与筋的病变相关的病机原文 4 条，解释其文理、医理。

20. 阅读以下医案，请根据要求回答。

（1）本案的主要病机是什么？
（2）请列出相应《内经》原文。
（3）请阐释此条原文的文理和医理。

一富商，嗜肥甘，素作渴，日饮水数碗。时孟秋，面发一毒，用消毒药溃而难愈，尺脉尚数，渴亦不止。至夏脚背发疽，脉数，按之则涩而无力，足竟黑腐而死。

《续名医类案》卷九

参考答案

一、选择题

（一）A 型题

1. D　2. C　3. A　4. E　5. E

（二）B 型题

6. A　7. D　8. B　9. E

（三）X 型题

10. ABCDE　11. ABE

二、填充题

12. 后血　13. 瞀瘛　14. 气泄

三、词句解释

15. 诸湿肿满，皆属于脾：多种肌肤肿胀，腹部胀满的湿类病证，大多与脾有关。脾为湿土之脏，主运化水湿，主四肢，应大腹，若脾失健运，水津失布，内聚中焦或泛溢肌肤，则见脘腹胀满，四肢浮肿。

16. 阴虚则内热：劳倦伤脾，清浊升降失司，胃中谷气留而不行，郁久而化热的气虚发热。

17. 煎厥：古病名。因过度繁劳，阳气亢张，煎熬阴精，阴虚阳亢，逢夏季之盛阳，亢阳无制所致阳气上逆昏厥的病症，其病证来势突然，病情凶险，症状表现为意识丧失，耳目失聪明等。

四、简答题

18.

原文：阴之所生，本在五味；阴之五宫，伤在五味。

文理：饮食五味是化生阴精的物质基础，是五脏精气之源。但若五味偏嗜，则又可使五脏受损而发病。

医理：说明五味入五脏，体现了过用病生的发病观。

五、问答题

19. 以下6条，答对4条即可。

（1）诸风掉眩，皆属于肝

文理：众多振颤摇动、头目眩晕的风类病证，病机大多与肝有关。

医理：肝为风木之脏，其病多化风。肝藏血，主身之筋膜，开窍于目，其有病变则木失滋荣，伤及所合之筋，所主之目窍，则见肢体摇摆震颤，目眩头晕。

（2）诸寒收引，皆属于肾

文理：众多肢体蜷缩、屈曲不伸的寒类病证，病机大多与肾有关。

医理：肾为寒水之脏，主温煦蒸腾气化，若其功能虚衰，则失其温化之职，气血凝敛，筋脉失养，故筋脉拘挛，关节屈伸不利。

（3）诸痉项强，皆属于湿

文理：众多筋脉拘急，身体强直，牙关紧闭的痉病，及颈项强直、转动不灵的病证，病机大多与湿有关。

医理：湿为阴邪，其性粘滞，最易阻遏气机，气阻则津液不布，筋脉失却润养，故可筋脉拘急而见项强不舒、屈颈困难乃至身体强直、角弓反张等症。

（4）诸暴强直，皆属于风

文理：众多猝然的筋脉拘挛、身体强直不能屈伸的病证，病机大多与风有关。

医理：风邪内袭，伤肝及筋，故多见颈项、躯干、四肢关节等出现拘急抽搐、强直不柔之症。风性善行数变，急暴突然为其致病特点。

（5）诸热瞀瘛，皆属于火

文理：众多神识昏糊，筋脉抽搐的热类病证，病机大多与肝有关。

医理：火为热之极，火盛则身热；心藏神，火热扰心，蒙蔽心窍，则神识昏糊；火灼阴血，筋脉失养，可见肢体抽掣。

（6）诸转反戾，水液浑浊，皆属于热

文理：众多筋脉拘挛，体内排出的各种液体黄赤浑浊的病证，病机大多与热有关。

医理：热灼筋脉或热伤津血、筋脉失养，即出现筋脉拘挛、扭转，身躯曲而不直，甚至角弓反张等症。热盛煎熬津液，则涕、唾、痰、尿、带下等液体排泄物黄赤浑浊。

20.

病机：膏粱厚味，蕴积化热，阳热内盛，酿腐成脓，故生面毒、足疽诸病。

原文：高粱之变，足生大丁。

文理："高"，通"膏"，肥肉。"梁"，通"粱"，即精细的食物。变，灾变，害处。足，能够。"丁"，通"疔"。过食肥甘厚味之品，会使人发生。

医理：过食肥甘厚味，助湿生痰生热，阳热蓄积，肉腐为脓，疔疮乃作。

第七单元　病之形能

素问·热论

【考点重点点拨】

★掌握热病的概念、传变规律、六经证候特点、预后、治疗原则、饮食禁忌及热病预后与胃气的关系

【原文】

黄帝问曰：今夫热病者，皆伤寒①之类也。或愈或死，其死皆以六七日之间，其愈皆以十日以上者何也？不知其解，愿闻其故。岐伯对曰：巨阳者，诸阳之属也，其脉连于风府，故为诸阳主气也②。人之伤于寒也，则为病热③，热虽甚不死。其两感④于寒而病者，必不免于死。

【词句解释】

①伤寒：病名，有广义与狭义之别，广义伤寒泛指感受四时邪气引起的外感热病；狭义伤寒指感受寒邪引起的外感热病。此处伤寒为广义伤寒，系外感热病的总称。

②巨阳者，诸阳之属也，其脉连于风府，故为诸阳主气也：督脉为阳脉之海，阳维脉维系诸阳经，总会风府而与太阳经脉相连，所以太阳经脉能统率人身阳经之气。巨阳，即太阳；诸阳，指督脉、阳维脉。风府，为督脉经穴，在项后正中入发际一寸处。属，统率、聚会之意。

③人之伤于寒也，则为病热：寒性收引，感受寒邪则腠理闭固，阳气郁而不得宣发，故病发热。

④两感：表里两经同时受邪发病。如太阳与少阴两感，阳明与太阴两感，少阴与厥阴两感。

【图解要点】

外感热病的病名、病因和预后

概念	今夫热病者，皆伤寒之类也	广义伤寒	泛指感受四时邪气引起的外感热病
		狭义伤寒	感受寒邪引起的外感热病
病因	伤于寒（泛指感受四时邪气）		
预后	不两感于寒：热虽甚不死		
	两感于寒：死		

【结语】

本节提出了外感热病的病名、病因和预后。将外感热病命名为伤寒，是指人体触犯以寒为首的四时邪气，正邪交争，阳气郁遏，均可致发热。"热病"是从症状言，"伤寒"是从病因言，张仲景在此基础上创立了伤寒病六经辨证论治的理论体系。

外感热病的预后，取决于邪正斗争的力量对比。若寒束体表，正气强，邪气盛，邪正交争，热甚而正未衰，预后良好，即"热虽甚不死"。若两感于寒，表里同病，病邪内传，伤及脏腑气血，邪盛正虚，预后较差，即"必不免于死"。经中的"死"与"不死"则是相对而言，意指病情之轻重，预后之吉凶。

【原文】

帝曰：愿闻其状。岐伯曰：伤寒一日①，巨阳受之，故头项痛，腰脊强。二日，阳明受之，阳明主肉，其脉侠鼻络于目，故身热②，目疼而鼻干，不得卧也。三日，少阳受之，少阳主胆③，其脉循胁络于耳，故胸胁痛而耳聋。三阳经络皆受其病，而未入于藏④者，故可汗而已。四日，太阴受之，太阴脉布胃中，络于嗌，故腹满而嗌干。五日，少阴受之，少阴脉贯肾络于肺，系舌本，故口燥舌干而渴。六日，厥阴受之，厥阴脉循阴器而络于肝，故烦满而囊缩⑤。三阴三阳，五藏六府皆受病，荣卫不行，五藏不通则死矣。

其不两感于寒者，七日⑥，巨阳病衰，头痛少愈。八日，阳明病衰，身热少愈。九日，少阳病衰，耳聋微闻。十日，太阴病衰，腹减如故，则思饮食。十一日，少阴病衰，渴止不满⑦，舌干已而嚏。十二日，厥阴病衰，囊纵，少腹微下⑧，大气⑨皆去，病日已矣。

帝曰：治之奈何？岐伯曰：治之各通其藏脉⑩，病日衰已矣。<u>其未满三日者，可汗而已；其满三日者，可泄而已⑪</u>。

帝曰：热病已愈，时有所遗⑫者，何也？岐伯曰：诸遗者，热甚而强食之，故有所遗也。若此者，皆病已衰，而热有所藏，因其谷气相薄，两热相合，故有所遗也。帝曰：善。治之奈何？岐伯曰：视其虚实，调其逆从，可使必已矣。帝曰：病热当何禁之？岐伯曰：<u>病热少愈，食肉则复，多食则遗⑬</u>，此其禁也。

【词句解释】

①一日：一日与下文之二日、三日、四日、五日、六日都是指热病的传变次序和发展阶段，不能理解为具体的日数。

②身热：指发热较甚。张介宾注："伤寒多发热，而独此云身热者，盖阳明主肌肉，身热尤甚也。"

③少阳主胆：据《甲乙经》、《太素》"胆"作"骨"，可从。《灵枢·经脉》有"胆足少阳之脉……是主骨所生病者"，可证。

④未入于藏：人体经脉，阳经属腑，阴经连脏，未入于藏是指邪气仍在三阳之表，未入三阴之里，故可用汗法治疗。

⑤烦满而囊缩：足厥阴脉绕阴器，抵少腹，挟胃属肝络胆，故厥阴受邪则烦闷而阴囊收缩。满，通懑，烦闷之意。囊缩，阴囊收缩。

⑥七日：七日与下文八日、九日、十日、十一日、十二日都是指热病过程中，正气恢复，邪气渐退，病情转愈的次序和阶段，亦非具体日数。

⑦不满：丹波元简云："《甲乙经》、《伤寒例》并无'不满'二字，上文不言腹满，此必衍文。"可从。

⑧囊纵，少腹微下：阴囊收缩及少腹拘急的症状微微舒缓。

⑨大气：指邪气。王冰注："大气，谓大邪之气。"

⑩各通其藏脉：疏通调治病变所在的各脏腑经脉。

⑪其未满三日者，可汗而已；其满三日者，可泄而已：热病未满三日，病邪在三阳之表，可用发汗解表法使热退；已满三日，邪入三阴之里，用清泄里热法使热平。三日，并非固定的日数。汗，指发汗；泄，

指泄热，这里发汗和泄热均指针刺疗法。

⑫遗：指病邪遗留，迁延不愈，余热未尽。

⑬食肉则复，多食则遗：热病之后，脾胃气虚，运化力弱，食肉则不化，多食则谷气残留，与邪热相互搏结，故有遗复。复，病愈而复发。

【图解要点】

1. 六经病证

阶段	六经	循行	主证
一日	太阳经		头项痛，腰脊强
二日	阳明经	阳明主肉，其脉侠鼻络于目	身热，目疼而鼻干，不得卧
三日	少阳经	其脉循胁络于耳	胸胁痛而耳聋
四日	太阴经	布胃中，络于嗌	腹满而嗌干
五日	少阴经	贯肾络于肺，系舌本	口燥舌干而渴
六日	厥阴经	循阴器而络于肝	烦满而囊缩

2. "不两感于寒"热病的转归

阶段	六经	症状缓解
七日	巨阳病衰	头痛少愈
八日	阳明病衰	身热少愈
九日	少阳病衰	耳聋微闻
十一日	少阴病衰	渴止不满
十二日	厥阴病衰	囊纵，少腹微下，大气皆去

3. 治疗原则

各通其藏脉 ┬ 未满三日（邪在表）—— 发汗解表

└ 已满三日（邪入里）—— 清泄里热

4. 遗热和禁忌

遗热：热甚强食之——→热与谷气相搏——→视其虚实，调其逆从

禁忌 ┌─食肉则复
　　　└─多食则遗

【结语】

本节主要论述了不两感于寒的外感热病的六经主证、传变规律、治疗大法及预后禁忌。

（1）六经证候的归纳主要以各经脉的循行部位为依据，但此六经病只有实证、热证，未及虚证、寒证。其中三阳经病证为表热证，三阴经病证为里热证，这种六经分证的思想为《伤寒论》六经辨证奠定了理论基础。本节所论的三阳证相当于《伤寒论》中的三阳经证，三阴证主要相当于阳明里证。

（2）外感热病的传变和转愈规律：伤寒在经之邪内传的规律是由表入里，由阳入阴，其先后次序是太阳、阳明、少阳、太阴、少阴、厥阴。若"不两感于寒"的外感热病，其病证有一定的转愈规律，各经症状的缓解时间大约在受病后的第七天，说明热病在演变过程中，在正气的支持下，有一定自愈倾向。

（3）外感热病的治疗大法是"各通其藏脉"，即疏通病变所在的脏腑经脉："其未满三日者，可汗而已；已满三者，可泄而已"，提示邪在表当用发汗解表，热在里当用清泄里热法。

（4）伤寒热病有遗复。多因"热甚而强食"，以致邪热与谷食之热相搏结，当据虚实予以补泻。复是病愈而复发，原因与"食肉"相关，提示热病之后，脾胃虚弱，消化力差，应注意饮食宜忌，热势旺盛，不宜强食，热病初愈不宜进食肉类等助热难化之物，否则余热再起，而病复发。

【原文】

帝曰：其两感于寒者，其脉应与其病形何如？岐伯曰：两感于寒者，病一日，则巨阳与少阴俱病，则头痛口干而烦满。二日，则阳明与太阴俱病，则腹满身热，不欲食，谵言。三日，则少阳与厥阴俱

病，则耳聋囊缩而厥①，水浆不入，不知人，六日死。帝曰：五藏已伤，六府不通，荣卫不行，如是之后，三日乃死，何也？岐伯曰：阳明者，十二经脉之长也，其血气盛，故不知人三日，其气乃尽，故死矣。

凡病伤寒而成温者，先夏至日者为病温，后夏至日者为病暑，暑当与汗皆出，勿止②。

【词句解释】

①厥：指四肢逆冷。

②暑当与汗皆出，勿止：汗出则暑邪外泄，故不可止汗。

【图解要点】

1. 两感于寒热病的主证和病机

阶段	六经	主证	病机
一日	巨阳与少阴俱病	头痛口干而烦满	邪气亢盛，正气虚衰，表里两经同时受邪
二日	阳明与太阴俱病	腹满身热，不欲食，谵言	
三日	少阳与厥阴俱病	耳聋囊缩而厥，水浆不入，不知人	

2. 预后

症状	病机	预后
水浆不入	胃气衰败	死（差）
不知人	热扰神明	

3. 温病和暑病区别

疾病类别	温病	暑病
发病时间	夏至前	夏至后

4. 治疗

汗勿止。

【结语】

"两感于寒"多因正气虚于内，苛厉寒邪感于外，病证起病急、发展快、病情重，邪盛正衰的矛盾比较突出，气血逆乱，胃气已竭，是外感热病中严重的病证，预后较差。

两感三日，病邪已传变六经却还可再延三日，至胃气竭绝乃死，提示热病预后的吉凶，不仅取决于邪正盛衰，而且与阳明胃气的盛衰存亡有着极其重要的关系。

暑为阳邪，最易升散疏泄而致汗出，暑邪随汗而解。若错用止汗敛汗法，会酿成暑热内闭，传入心包的危急证候。

思考题

1. 《素问·热论篇》是如何论述外感热病的预后及机制的？
2. 根据《素问·热论篇》的有关论述，试述热病的治疗。

复习技巧点拨

本章内容考试时以选择题、填空题、词句解释、简答题为主，有可能会有病案分析题。全国性的各类资格考试，如执业药师、职称考试等常见选择题。高职、专科、本科、自学《内经选读》考试则以上各类题型均有。研究生入学考试中常见于论选择题。

1. 基本术语多出词句解释题。但其关键字词也可出选择题和填空题。

2. 热病和两感不同阶段的表现多在 A、B 和 X 型选择题中出现。

3. 热病的遗复可以出选择题。

4. 有关热病的预后可以出简答题。

素问·评热病论（节选）

【考点重点点拨】

★掌握阴阳交、风厥、劳风等病证的病因病机、症状及治则

【原文】

黄帝问曰：有病温者，汗出辄复热，而脉躁疾①不为汗衰，狂言不能食，病名为何？岐伯对曰：病名阴阳交，交者死也。帝曰：

愿闻其说。岐伯曰：人所以汗出者，皆生于谷，谷生于精②，今邪气交争于骨肉而得汗者，是邪却而精胜也。精胜，则当能食而不复热。复热者，邪气也。汗者，精气也。今汗出而辄复热者，是邪胜也，不能食者，精无俾③也。病而留者，其寿可立而倾也。且夫《热论》④曰：汗出而脉尚躁盛者死。今脉不与汗相应，此不胜其病也，其死明矣。狂言者，是失志，失志者死。今见三死⑤，不见一生，虽愈必死也。

【词句解释】

①脉躁疾：脉象躁动不安而疾数。

②谷生于精：即谷生精，谓水谷是人体精气化生之源。"于"字为助词，无义。

③精无俾：此言精气得不到补益充养。俾通裨，补助、补充、补益之意。

④《热论》：《灵枢·热病》云："热病已得汗而脉尚躁盛，此阴脉之极也，死；其得汗而脉静者，生。"与本段义同。故张介宾等认为"热论"即指此而言。一说指古代文献《热论》。

⑤三死：指汗出复热而不能食、脉躁疾、狂言三症。

【图解要点】

★阴阳交的概念、症状、病机和预后

概念	阴阳交是温热病中阳邪侵入阴分交争不解，邪盛正衰的危重证候，属热病的一种变证
症状	汗出复热，脉躁急——阴精不足，邪热亢盛
	不能食——胃气衰败，生精之源匮乏
	狂言——热扰心神，亡神失志
病机	邪热亢盛，精气衰竭，邪盛正衰
预后	"虽愈必死"，预后不良

【结语】

本节论述了阴阳交的病证、病机和预后。根据原文分析，阴阳交是一个按病理过程命名的病证，并非一个独立的疾病。多种温热病的中后期，或因邪盛正衰，或因失治误治皆可出现这种危重证候。有关阴阳交的病机分析，提示一切温热病的基本病机不外乎阳热邪气和阴精正气两方面的制约与胜负，预后吉凶，可从有汗无汗和汗出后的诸多证候来判断。这种观点，对临床实践及后世温病学说的形成与发展有重要指导意义。

【原文】

帝曰：有病身热，汗出烦满，烦满不为汗解，此为何病？岐伯曰：汗出而身热者，风也；汗出而烦满不解者，厥①也，病名曰风厥②。帝曰：愿卒闻之。岐伯曰：巨阳主气，故先受邪，少阴与其为表里也，得热则上从之③，从之则厥也。帝曰：治之奈何？岐伯曰：表里刺之④，饮之服汤⑤。

【词句解释】

①厥：气逆，这里指少阴肾经之气上逆。

②风厥：古病名。马莳注："以其太阳感风，少阴气厥，名为风厥之证"。

③上从之：指少阴经随从太阳经气上逆。

④表里刺之：言针刺治疗当从足太阳足少阴表里两经取穴。张介宾注："阳邪盛者阴必虚，故当泻太阳之热，补少阴之气，合表里而刺之也。"

⑤饮之服汤：《太素》、《脉经》均无"服"字。言邪盛正虚，当饮以汤药调治之。王冰注："饮之汤者，谓止逆上之肾气也。"

【图解要点】

★风厥的病因病机、症状及治疗

病因	风热外袭	
病机	太阳经脉感受风热邪气，致少阴肾经经气上逆	
症状	发热汗出	风邪外袭，正邪交争
	烦满	热邪伤阴，虚火内扰
治疗	表里刺之	刺太阳——散风热 刺少阴——降逆气
	饮之服汤	

【结语】

本节论述风厥的病因、病位、病机、症状及治疗。风厥亦属外感热病的一种，张仲景在此基础上，提出少阴里阳不足，外感寒邪的表里同病，如"少阴病，始得之，反发热，脉沉者，麻黄细辛附子汤主之"。（《伤寒论·辨少阴病脉证并治》），丰富和发展了太阳少阴表里同病的辨治内容。

【原文】

帝曰：劳风①为病何如？岐伯曰：劳风法在肺下②。其为病也，使人强上冥视③，唾出若涕，恶风而振寒，此为劳风之病。帝曰：治之奈何？岐伯曰：以救俛仰④，巨阳引⑤。精者三日，中年者五日，不精者七日⑥。咳出青黄涕，其状如脓，大如弹丸，从口中若⑦鼻中出，不出则伤肺，伤肺则死也。

【词句解释】

①劳风：病名。指因劳而虚，因虚而感受风邪所产生的以恶风振寒，项强冥视，咳吐青黄痰为主症的病证。

②法在肺下：谓劳风病的病位通常在肺部。法，常也；肺下，指肺部。

③强上冥视：强上，指头项强急不舒；冥视，指视物不清。

④救俛仰：俛仰，指呼吸困难，张口引肩，前后俯仰。如尤在泾《医学读书记》说："肺主气而司呼吸，风热在肺，其液必结，其气必壅，是以俯仰皆不顺利，故曰当救俯仰也。救俯仰者，即利肺气、散邪气之谓乎。"俛，同俯；救，救治。

⑤巨阳引：指在太阳经上取穴，进行针刺以引动经气的治疗方法。

⑥精者三日，中年者五日，不精者七日：精者与不精者相对而言，前者指青壮年，后者指老年。三日、五日、七日乃指病情缓解的大约日数。

⑦若：或者。

【图解要点】

★劳风的病因病机、症状、治疗方法及预后

病因病机	过劳，汗出当风，卫阳郁遏，肺失清肃，痰热壅积
病位	肺

续表

症状	恶风振寒	风邪束表，卫气郁遏	
	强项瞑视	太阳经气不利	
	青黄涕	痰热内盛	
治疗	以救俯仰，巨阳引	针刺引导巨阳经经气	
预后	治疗得当	精者三日，中年者五日，不精者七日	好
	不得当	脓痰不出则伤肺，伤肺则死	差

【结语】

论述劳风的病因、病位、症状、病机、治则和预后。"不出则伤肺，伤肺则死也"说明痰液不能及时排出，阻塞气道可发生窒息而死，提示对痰浊壅盛之证应因势利导，务使邪有出路，以免闭门留寇，损伤脏气。现代临床辅之以雾化疗法，变化体位等方法，有利于痰液排除，故而广泛采用。

思考题

试析劳风的病因病机症候预后及治则。

复习技巧点拨

本章内容考试时以选择题、填空题、词句解释、简答题为主，有可能会有病案分析题。全国性的各类资格考试，如执业药师、职称考试等常见选择题。高职、专科、本科、自学《内经选读》考试则以上各类题型均有。研究生入学考试中常见于论选择题和词句解释。

1. 病名多出词句解释题，需要回答整个病的病因病机，症状表现，预后治疗等几方面。

2. 关键字词也可出选择题和填空题。

3. 三个热病可以出病案分析题。

素问·咳论

【考点重点点拨】

★1. 熟悉咳嗽的病因病机

2. 理解咳与脏腑密切相关

3. 了解咳嗽的辨证分类，五脏咳和六腑咳的症状，咳嗽的传变规律及治则

【原文】

黄帝问曰：肺之令人咳，何也？岐伯对曰：五藏六府皆令人咳，非独肺也。帝曰：愿闻其状。岐伯曰：皮毛者，肺之合也，皮毛先受邪气，邪气以从其合也。其寒饮食入胃，从肺脉上至于肺，则肺寒，肺寒则外内合邪①，因而客之，则为肺咳。五藏各以其时受病②，非其时，各传以与之③，人与天地相参，故五藏各以治时④，感于寒则受病，微则为咳，甚则为泄，为痛。乘⑤秋则肺先受邪，乘春则肝先受之，乘夏则心先受之，乘至阴⑥则脾先受之，乘冬则肾先受之。

【词句解释】

①外内合邪：即内外寒邪相合。外，指外感寒邪；内，指内伤寒饮。

②五藏各以其时受病：指五脏在各自所主的时令受邪发病。

③非其时，各传以与之：即指五脏在各自所主时令感受邪气发病后，分别波及于肺而引起咳病。非其时，指非肺所主的秋季。之，指肺。

④治时：指五脏所主旺的时令。

⑤乘：趁也。此指当……之时。

⑥至阴：指脾之主时长夏。

【图解要点】

咳嗽的病因病机

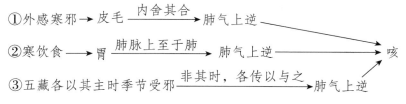

【结语】

本节主要论述肺咳的病因病机。形寒寒饮是肺咳的主要病因，病变主要在肺，但不止于肺，其他脏腑的病变也可导致咳嗽，提出"五藏六府皆令人咳，非独肺也"的观点。启示人们，临床辨证必须考虑其它脏

腑功能失调对肺气宣降的影响，以分清标本，不要见咳止咳，单独治肺，而要寻找致咳的深层次原因，采用治病求本的治则。

【原文】

帝曰：何以异之？岐伯曰：肺咳之状，咳则喘息有音，甚则唾血。心咳之状，咳则心痛，喉中介介如梗状①，甚则咽肿喉痹②。肝咳之状，咳则两胁下痛，甚则不可以转，转则两胠③下满。脾咳之状，咳则右胁下痛，阴阴引肩背，甚则不可以动，动则咳剧④。肾咳之状，咳则腰背相引而痛，甚则咳涎⑤。

帝曰：六府之咳奈何？安所受病？岐伯曰：五藏之久咳，乃移于六府。脾咳不已，则胃受之，胃咳之状，咳而呕，呕甚则长虫⑥出。肝咳不已，则胆受之，胆咳之状，咳呕胆汁。肺咳不已，则大肠受之，大肠咳状，咳而遗失⑦。心咳不已，则小肠受之，小肠咳状，咳而失气，气与咳俱失。肾咳不已，则膀胱受之，膀胱咳状，咳而遗溺。久咳不已，则三焦受之，三焦咳状，咳而腹满，不欲食饮。此皆聚于胃，关于肺⑧，使人多涕唾⑨，而面浮肿气逆也。

帝曰：治之奈何？岐伯曰：治藏者治其俞⑩，治府者治其合⑩，浮肿者治其经⑩。帝曰：善。

【词句解释】

①喉中介介如梗状：形容咽部如有物梗塞。

②喉痹：指咽喉肿痛，吞咽阻塞不利。

③两胠：左右腋下胁肋部。

④脾咳之状，……动则咳剧：姚止庵注："脾气连肺，故痛引肩背也。按右者肺治之部，肺主气，脾者气之母，脾病则及于肺，故令右胁下痛。肩背者，肺所主也，动则气愈逆，故咳剧"。阴阴，即隐隐。

⑤咳涎：指咳吐稀痰涎沫。

⑥长虫：指蛔虫。《说文·虫部》："蛕，腹中长虫也"。蛕，蛔之异体字。

⑦遗失：《甲乙经》、《太素》均作"遗矢"。遗矢，即大便失禁。矢通屎。

⑧此皆聚于胃，关于肺：水饮聚于胃，则上关于肺而为咳。张介宾注："诸咳皆聚于胃，关于肺者，以胃为五藏六府之本，肺为皮毛之合，如上文所云皮毛先受邪气及寒饮食入胃者，皆肺胃之候也"。

⑨涕唾：《内经》无痰"字"，涕唾，即指痰。

⑩俞、合、经：指五输中的输穴、合穴、经穴。《灵枢·九针十二原》："所出为井，所溜为荥，所注为输，所行为经，所入为合"。

【图解要点】

1. 脏腑咳的辨证分类及症状

分类	病名	兼证	病机	特点
五脏咳	肺咳	喘息有音，甚则唾血	肺失宣降，肺络损伤	痛
	心咳	心痛，喉中介介如梗状，甚则咽肿喉痹	心经气逆，邪火上冲于肺	
	肝咳	咳则两胁下痛，甚则不可以转，转则两胠下满	肝经气滞，木火刑金	
	脾咳	咳则右胁下痛，阴阴引肩背，甚则不可以动，动则咳剧	脾肺同病，肺经气逆	
	肾咳	咳则腰背相引而痛，甚则咳涎	肾水上犯，肺失清肃	
六腑咳	胃咳	咳而呕，呕甚则长虫出	胃失和降，气逆于肺	泄
	胆咳	咳呕胆汁	肝胆气逆	
	大肠咳	咳而遗失	气虚不固，大肠传导失司	
	小肠咳	咳而失气，气与咳俱失	气虚不禁，小肠传化失司	
	膀胱咳	咳而遗溺	邪移膀胱，气虚失约	
三焦咳		咳而腹满，不欲食饮	邪传三焦，升降失常	

2. 传变

藏病　实证　经脉病变　——→　府病　虚证　功能衰退　病变范围扩大　——→　三焦咳　水饮停聚、气机阻滞　晚期

3. "此皆聚于胃，关于肺"的含义

病因上：感受寒邪 寒凉饮食 → 内外合邪 → 伤肺 → 肺失宣降 → 咳

功能上：肺主气，外合皮毛，开窍于鼻，如邪伤肺 → 咳

胃为五脏六腑之海 气血生化之源 胃弱 → 运化失司，水谷精微 不归正化 → 痰饮 上储于肺 → 咳
↓
营卫之气 失于补充 → 卫气不足 卫外失司 → 易感 外邪 → 咳

4. 治疗

针刺 { 脏咳——治其俞
      腑咳——治其合

药物：辨证论治

【结语】

本节论述五脏六腑咳的辨证分型、传变规律及治疗法则。

从五脏咳和六腑咳的临床症状来看，五脏咳是初期阶段，六腑咳是咳久不愈的后期阶段。可见，六腑咳较五脏咳的病程长、程度深、病情重，反映了咳病的传变是由脏及腑，病情转重的特殊传变规律。这种脏腑分证论咳的分类方法，实为后世脏腑辨证之刍型。

"此皆聚于胃，关于肺"是对咳嗽病机的高度概括，说明咳嗽与肺胃两脏关系最为密切。实为后世"脾为生痰之源，肺为贮痰之器"的理论渊源，也为培土生金法治疗咳嗽奠定了理论基础。

思考题

1. 结合《素问·咳论篇》谈谈咳嗽病因病机。
2. 如何理解"五藏六府皆令人咳，非独肺也"？
3. 对"此皆聚于胃，关于肺"如何理解？

复习技巧点拨

本章内容考试时以选择题、填空题、词句解释、简答题为主，

有可能会有病案分析题。全国性的各类资格考试，如执业药师、职称考试等常见选择题。高职、专科、本科、自学《内经选读》考试则以上各类题型均有。研究生入学考试中常见于论选择题和词句解释。

1. 咳的病因病机以问答题为主，重要语句可以出选择和填空题。

2. 脏腑咳的症状表现和特点一般以选择题为主。

素问·举痛论（节选）

【考点重点点拨】

★1. 掌握疼痛的病机总纲、五脏卒痛的各种临床特征和病因病机

2. 熟悉痛的发病情况及鉴别诊断

3. 了解问、望、切诊对痛证的临床应用

【原文】

黄帝问曰：余闻善言天者，必有验①于人；善言古者，必有合于今；善言人者，必有厌②于己。如此，则道不惑而要数极③，所谓明也。今余问于夫子，令言④而可知，视⑤而可见，扪⑥而可得，令验于己，而发蒙解惑⑦，可得而闻乎？岐伯再拜稽首⑧对曰：何道之问也？帝曰：愿闻人之五藏卒痛，何气使然？岐伯对曰：经脉流行不止，环周不休，寒气入经而稽迟⑨，泣⑩而不行，客于脉外则血少，客于脉中则气不通⑪，故卒然而痛。

【词句解释】

①验：检验、验证之意。

②厌：意同上文之"合"、"验"。《说文解字》："厌，一曰合也"。

③要数极：把握重要道理之本源。杨上善注："得其要理之极，明达故也"。要数，即要理，重要的道理。

④言：指问诊。

⑤视：指望诊。

⑥扪：指切诊。

⑦发蒙解惑：启发蒙昧，解除迷惑。

⑧稽首：即叩头。古时的一种礼节，跪下，拱手至地，头也至地。

⑨稽迟：言经脉气血留滞不行。稽，留止也。迟，徐行也。

⑩泣：音义同涩。

⑪客于脉外则血少，客于脉中则气不通：两句为互文，即客于脉外、脉中则血气少，或客于脉外、脉中则血气不通。前者气血不荣则痛，后者气血不通则痛，此为虚实疼痛机制之总纲。

【图解要点】

疼痛病机的总纲

（1）实——不通则痛：寒邪凝滞，客于经脉内外，使气血留滞不行，脉涩不通而痛。

（2）虚——不荣则痛：寒邪侵袭，血脉凝涩，运行气血虚少，组织失养，不荣而痛。

【结语】

本节主要阐述疼痛病机的总纲。引起疼痛的因素虽多，然以寒邪为主因；其病机亦有"不通则痛"和"不荣则痛"的虚实之分。故治痛应辨清其属实、属虚，虚者补之；实者泻之，不可一概施以泻法。本节关于疼痛病因病机的认识，对痛证的辨证仍对今天的临床具有现实指导意义。

【原文】

帝曰：其痛或卒然而止者，或痛甚不休者，或痛甚不可按者，或按之而痛止者，或按之无益者，或喘动应手①者，或心与背相引而痛者，或胁肋与少腹相引而痛者，或腹痛引阴股②者，或痛宿昔③而成积者，或卒然痛死不知人，有少间复生者，或痛而呕者，或腹痛而后泄者，或痛而闭不通者，凡此诸痛，各不同形，别之奈何？岐伯曰：寒气客于脉外则脉寒，脉寒则缩踡，缩踡则脉绌急④，绌急则外引小络，故卒然而痛，得炅⑤则痛立止；因重中于寒，则痛久矣。寒气客于经脉之中，与炅气相薄则脉满，满则痛而不可按也。寒气稽留，炅气从上⑥，则脉充大而血气乱，故痛甚不可按也。寒气客于肠胃之间，膜原之下，血不得散，小络急引故痛，按之则血气散，故按之痛止。寒气客于侠脊之脉⑦，则深按之不能及，故按之无益也。寒气客于冲脉，冲脉起于关元，随腹直上，寒气客则脉不通，脉不通则气因之，故喘动应手矣。寒气客于背俞之脉⑧，则脉泣，脉泣则血虚，血虚则痛，其俞注于心，故相引而痛。按之则热气至，热气至则痛止矣。寒气客于厥阴之脉，厥阴之脉者，络阴器，系于肝，寒气客于脉中，则血泣脉急，故胁肋与少腹相引痛矣。厥气⑨客于阴股，寒气上及少腹，血泣在下相引，故腹痛引阴股。寒气客于小肠膜原之间，络血之中，血泣不得注于大经，血气稽留不得行，故宿昔而成积矣。寒气客于五藏，厥逆上泄⑩，阴气竭，阳气未入，故卒然痛死不知人，气复反，则生矣。寒气客于肠胃，厥逆上出，故痛而呕也。寒气客于小肠，小肠不得成聚，故后泄腹痛矣。热气留于小肠，肠中痛，瘅热⑪焦渴，则坚干不得出，故痛而闭不通矣。

帝曰：所谓言而可知者也，视而可见奈何？岐伯曰：五藏六府，固尽有部⑫，视其五色，黄赤为热，白为寒，青黑为痛，此所谓视而可见者也。帝曰：扪而可得奈何？岐伯曰：视其主病之脉，坚而血及陷下者⑬，皆可扪而得也。帝曰：善。

【词句解释】

①喘动应手：即血脉搏动按之急促应手。喘与动同义。

②阴股：即大腿内侧近前阴处。杨上善注："髀内为股，阴下之股为阴股也"。

③宿昔：稽留日久之义。张志聪注："宿昔，稽留久也。"宿，止也。昔，久远也。

④绌（chù 触）急：屈曲拘急。绌，屈曲。急，拘急。

⑤炅（jiǒng 炯）：音义皆同炯，热也。王冰注："炅，热也"。

⑥从上：即从之。上，疑为"之"字之误。篆文"之"（业）与"上"（丄）形似易误。

⑦侠脊之脉：指脊柱两旁深部之经脉。此指邪客脊柱两旁深部之伏冲、伏膂脉。

⑧背俞之脉：即足太阳膀胱经脉。背俞，指行于背部的足太阳膀胱经脉分布有五脏六腑各自的腧穴。

⑨厥气：即寒逆之气。张介宾注："寒逆之气也"。按前后文，疑其与下句"寒气"互易，应为"寒气客于阴股，厥气上及少腹"于理为顺。

⑩厥逆上泄，阴气竭，阳气未入：指寒气客于五脏，脏气上越外泄，阴气阻绝于内，阳气泄越于外不得入内，阴阳处于暂时离决状态。厥逆上泄，即五脏厥逆之气向上泄越。竭，"遏"字之误，即遏止、阻绝不通之义。

⑪瘅热：热甚也。

⑫五藏六府，固尽有部：指五脏六腑在面部各有一定的分部。

⑬坚而血及陷下者：此指切脉和局部按诊。若按之坚硬，局部血脉壅盛者为实；按之陷下，血脉濡软者为虚。

【图解要点】

本节围绕着十四种痛证对其病因病机、症状、鉴别进行了分析。

1. 十四种痛证症状

①卒然痛止；②痛久；③痛甚不可按；④按之痛止；⑤按之无益；⑥按之喘动应手；⑦心与背相引而痛；⑧胁肋与少腹相引痛；⑨腹痛引阴股；⑩宿昔成积；⑪猝然痛死不知人；⑫痛而呕；⑬后泄腹痛；⑭痛而闭不通。

2. 五种病机归纳

（1）寒主收引：寒气客于脉外则脉寒，脉寒则缩踡，缩踡则脉绌急。

（2）血气稽留：寒气客则脉不通。寒气客于肠胃之间，膜原之下，血不得散，小络急引。

（3）热盛脉满：寒气稽留，炅气从上，则脉充大而血气乱。

（4）脉涩血虚：寒气客于背俞之脉，则脉涩，脉涩则血虚，血虚则痛。

（5）脏腑阴阳气血厥逆：寒气客于五脏，厥逆上泄，寒气客于五藏，厥逆上泄。寒气客于肠胃，厥逆上出，故痛而呕也。寒气客于小肠，小肠不得成聚。

3. 痛证的辨证要点

分类方法	证候特点	病机分析
喜按拒按	拒按	寒气稽留，阳气与之相搏，邪气壅满于经脉之中，故痛而不可按
	按之痛止	寒气客于肠胃膜原之间，以致血气凝聚而不散，按之则血气暂散，故疼痛可获缓解
		按之使阳热之气通达，邪气消散，故按之痛止
	按之痛不止	寒气客于深部经脉，按之不能触及，故按之疼痛不止
疼痛特点	持续性疼痛	寒邪稽留既久且深，凝结不解，故持续疼痛
	疼痛牵引他处	寒气客于背俞之脉则可痛引于心
		寒气客于厥阴经脉则胁肋与少腹相引
		寒气客于阴股则腹痛引股
	痛处搏动应手	寒气客于冲脉使血滞而上逆，故痛处搏动应手
	寒性疼痛得热痛止	寒气客于脉外，病位尚浅，故得热痛立止
伴随症状	疼痛伴积块	寒凝血滞日久不行，蓄积成块
	疼痛伴呕吐	寒邪入侵肠胃，失其和降，上逆而吐
	疼痛伴泄泻	寒邪入侵小肠，泌别失调，清浊不分而致泄泻
	疼痛伴便秘	寒邪化热，客于小肠，劫灼肠中津液，故便结难解

【结语】

本节提示临床辨证应从疼痛的部位、性质及临床特点等诸方面去分析。因此，本篇可以作为我们深入研究痛证辨证规律的示范。

【原文】

帝曰：所谓言而可知者也，视而可见奈何？岐伯曰：五藏六府，固尽有部，视其五色，黄赤为热，白为寒，青黑为痛，此所谓视而可见者也。帝曰：扪而可得奈何？岐伯曰：视其主病之脉，坚而血及陷下者，皆可扪而得也。

【图解要点】

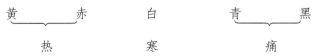

【结语】

本节强调了望诊和切诊在痛证的运用。望色别寒热，切察血脉别虚实。

思考题

请阐述痛证的病机总纲及辨证要点。

复习技巧点拨

本章内容考试时以选择题为主，重要语句可以有填空题和简答题。全国性的各类资格考试，如执业药师、职称考试等常见选择题。高职、专科、本科、自学《内经选读》考试则以上各类题型均有。研究生入学考试中常见于论选择题。

1. 疼痛的总的病因病机可以以选择题填空题，或者简答题出现。

2. 具体的疼痛变现一般以选择题出现。

素问·痹论

【考点重点点拨】

★1. 掌握痹的病因病机、分类、传变、症状特点、治疗及预后

2. 熟悉痹与营卫之气的关系

【原文】

黄帝问曰：痹①之安生？岐伯对曰：风寒湿三气杂至②合而为痹也。其风气胜者为行痹③，寒气胜者为痛痹④，湿气胜者为著痹⑤也。

帝曰：其有五者何也？岐伯曰：以冬遇此者为骨痹⑥，以春遇此者为筋痹⑥，以夏遇此者为脉痹⑥，以至阴⑦遇此者为肌痹⑥，以秋遇此者为皮痹⑥。

帝曰：内舍⑧五藏六府，何气使然？岐伯曰：五藏皆有合⑨，病久而不去者，内舍于其合也。故骨痹不已，复感于邪，内舍于肾；筋痹不已，复感于邪，内舍于肝；脉痹不已，复感于邪，内舍于心；肌痹不已，复感于邪，内舍于脾；皮痹不已，复感于邪，内舍于肺。所谓痹者，各以其时重感于风寒湿之气也。

【词句解释】

①痹：病名，指痹证。是由风寒湿三邪杂至，导致气血凝滞、经络闭阻不通的病证。张志聪注："痹者闭也，邪闭而为痛也。"

②杂至：错杂而至。杂，夹杂、混杂。

③行痹：是以肢节疼痛游走无定处为特点的痹证，亦称风痹。尤在泾注："行痹者风气胜，风之气善行而数变，故其证上下左右无所留止，随其所在，血气不通而为痹"。

④痛痹：是以疼痛剧烈为特点的痹证，亦称寒痹。张介宾注："阴寒之气，客于肌肉筋骨之间，则凝结不散，阳气不行，故痛不可当。"

⑤著（zhuó 着）痹：是以痛处重滞固定，或顽麻不仁为特点的痹证，亦称湿痹。张介宾注："肢体重着不移，或为疼痛，或为顽木不仁。湿从土化，病多发于肌肉。"著，重著、留着难去之义。

⑥骨痹、筋痹、脉痹、肌痹、皮痹：统称五体痹。是由风寒湿三气在不同季节里，侵入人体五脏相合的五体所致。楼英《医学纲目》注："皆以所遇之时，所客之处命名，非此行痹、痛痹、著痹之外，又别有骨痹、筋痹、脉痹、肌痹、皮痹也。"

⑦至阴：指长夏。

⑧舍：稽留之义。吴崑注："舍，邪入而居之也。"

⑨合：指五脏之外合，即骨、筋、脉、肌、皮五体。《素问·五藏生成篇》曰："心之合脉也，肺之合皮也，肝之合筋也，脾之合肉也，肾之合骨也。"

【图解要点】

1. 痹证病因病机

风寒湿三气杂至——→经脉痹阻，营卫凝涩——→痹

2. 分类

类型	具体类别	特点
病因分类	风痹（行痹）	游走不定
	寒痹（痛痹）	痛不可忍
	湿痹（著痹）	重着不移，或麻木不仁

续表

类型	具体类别	特点
病位分类	五体痹	
	五脏痹	
	六腑痹	

3. 传变

五体痹 ——①复感于邪 / ②肢体痹病久而不去 —→ 五脏痹

【结语】

主要论述了痹证的病因及其分类。从病因上强调了风寒湿三气杂至合而为痹，认为多种外邪的共同作用是痹证发病的条件。对于痹的分类，提出了行痹、痛痹、著痹的病因分类法和五体痹、脏腑痹的病位分类法。这对临床辨证论治起到了提纲挈领的作用。

经旨提示，五体痹向内脏传变的病理机转有二：一是"病久而不去"，即五体痹久延不愈，久病正气虚损；二是"重感于风寒湿之气"，即反复感受痹邪，形成痹邪内转入脏，形成五脏痹，这一认识完全符合临床实际。

【原文】

凡痹之客五藏者，肺痹者，烦满喘而呕；心痹者，脉不通，烦则心下鼓①，暴上气而喘，嗌干，善噫②，厥气上则恐；肝痹者，夜卧则惊，多饮数小便，上为引如怀③；肾痹者，善胀，尻以代踵，脊以代头④；脾痹者，四肢解㑊，发咳呕汁，上为大塞⑤。肠痹者，数饮而出不得，中气喘争⑥，时发飧泄。胞痹者，少腹膀胱按之内痛，若沃以汤⑦，涩于小便，上为清涕。

阴气者，静则神藏，躁则消亡⑧。饮食自倍，肠胃乃伤。淫气⑨喘息，痹聚在肺；淫气忧思，痹聚在心；淫气遗溺，痹聚在肾；淫气乏竭⑩，痹聚在肝；淫气肌绝⑪，痹聚在脾⑫。

诸痹不已，亦益内⑬也。其风气胜者，其人易已也。

帝曰：痹，其时有死者，或疼久者，或易已者，其故何也？岐伯曰：其入藏者死，其留连筋骨间者疼久，其留皮肤间者易已。

帝曰：其客于六府者，何也？岐伯曰：此亦食饮居处，为其病本也。六府亦各有俞，风寒湿气中其俞，而食饮应之，循俞而入，各舍其府也。

帝曰：以针治之奈何？岐伯曰：五藏有俞，六府有合⑭，循脉之分，各有所发⑮，各随其过，则病瘳也⑯。

【词句解释】

①心下鼓：心下鼓动，即心悸。张琦注："心主脉而贯肺，以行呼吸，心下跳动，上气而喘，心乘肺也。"

②善噫：作"嗳气"解。《素问·宣明五气篇》："心为噫"。

③上为引如怀：形容腹部胀大，如怀孕之状。引，《说文》曰："开弓也。"

④尻（kāo 考）以代踵（zhǒng 肿），脊以代头：尻以代踵，谓足不能站立和行走，以尻代之；脊以代头，谓头俯不能仰，背驼甚而脊高于头。尻，尾骶部。踵，足后跟。

⑤上为大塞：上焦痞塞。上，指上焦。大，郭霭春校"大"应作"不"，形误。不与否古通，《广雅·释诂四》注："否，不也"；而否又通"痞"，故"大塞"即"痞塞"之义。

⑥中气喘争：指腹中有气攻冲，肠中雷鸣。由于肠痹，大小肠受盛、传导化物的功能失常所致。

⑦若沃以汤：形容热盛，似灌热水感。沃，灌也；汤，热水也。

⑧静则神藏，躁则消亡：张介宾注："人能安静，则邪不能干，故精神完固而内藏；若躁扰妄动，则精神耗散，神志消亡，故外邪得以乘之，五藏之痹因而生矣。"

⑨淫气：此指内脏淫乱失和之气。凡五体痹证日久不愈，内脏之气淫乱，则风寒湿邪内聚于五体相合之脏，而成为脏腑痹证。

⑩乏竭：即气血衰败，疲乏力竭。马莳注："邪气浸淫，阴气乏竭，正以肝主血，唯痹聚在肝，故乏竭若是。"又《太素》作"渴乏"，即渴燥匮乏之义，是痹邪闭阻于肝，疏泄不利所致。可参考。

⑪肌绝：此指甚饥不能食，是邪闭脾胃之症。《太素》作"饥绝"，并注："饥者，胃少谷也。饥过绝食则胃虚，故痹聚。"

⑫痹聚在脾：杨上善注："淫气饥绝，痹聚在胃"；此后有"淫气壅塞，痹聚在脾"八字，并注云："谷气过塞，则实而痹聚于脾也"，可参。

⑬益内：病甚逐渐向内发展之义。益，渐也，此引申为浸淫、蔓延之义。

⑭五藏有俞，六府有合：此句为互文。即五脏六腑皆有腧穴、合穴。高世栻注："不但六府有俞，而五藏有俞；不但五藏有合，而六府有合。"

⑮各有所发：各经受邪，均在各自经脉所循行的部位发生病变而出现症状。马莳注："循藏府经脉所行之分，各有所发病之经。"

⑯各随其过，则病瘳（chōu 抽）也：各随其病变部位而治之则病愈。过，指病变。瘳，病愈也。

【图解要点】

1. 五脏痹的临床表现

类别	临床表现及机制
肺痹	由肺气壅闭，故烦满而喘；胃气不降故上逆而呕。
心痹	由心气痹阻，邪气内扰于心，故心烦、心悸；干于肺则上气喘息，咽喉干燥；心主噫，心气上逆则嗳气；心气逆不与肾相交，肾虚而恐惧
肝痹	肝藏魂，肝气痹阻，魂不安舍，夜卧则惊骇；肝郁化火，消灼津液，故多饮，饮多则溲多；气机郁滞，腹部胀满如怀孕之状
肾痹	肾气闭阻，关门不利，故腹部善胀；肾主骨，肾痹气衰，骨失其养，下肢弯曲不伸，故能坐不能行，脊柱畸形，头项倾俯，脊骨高出于头
脾痹	脾气不荣四肢，故四肢解堕；脾不能为胃行其津液，胃气上逆则呕汁；脾气不能散精于肺，气行不畅，胸中痞塞，发为咳嗽

2. 六腑痹的形成及临床表现

类别	形成	临床表现及机制
肠痹	饮食不节，肠胃先伤或痹邪内传于腑	痹邪犯于小肠，分清别浊失职，故数饮而出不得
		痹邪犯于大肠，传导失职，故见泄泻
胞痹		痹邪犯于膀胱，气化不利，郁而化热，出现少腹病热，小便不爽等

3. 五脏六腑痹的治疗

类别	治疗手段		治疗方法
五脏痹	针刺		刺其俞
六腑痹			刺其合
五体痹			随经取穴
五体痹	药物	原则：祛风散寒除湿	在四肢，多加通络之药
脏腑痹			调和气血
久痹			多用虫类药

4. 痹证预后

感邪	风气胜者	易已
病位	皮肤间	易已
	筋骨间	痹久
	入于脏腑	死（预后差）

【结语】

本节所论述的五脏痹，实际是指痹邪侵扰五脏所致脏腑功能紊乱，从中可以看出，《内经》所论痹证，与后世仅指肢体关节病变有别。

【原文】

帝曰：荣卫之气亦令人痹乎？岐伯曰：荣者，水谷之精气也，和调于五藏，洒陈①于六府，乃能入于脉也，故循脉上下，贯五藏，络六府也。卫者，水谷之悍气②也，其气慓疾滑利③，不能入于脉也，故循皮肤之中，分肉之间，熏于肓膜④，散于胸腹，逆其气⑤则病，从其气则愈，不与风寒湿气合，故不为痹。

【词句解释】

①洒陈：散布之义。《辞海》："洒，喷散、散落。陈，布置，陈列。"

②悍气：卫气具有勇悍、急疾的特性，故名悍气。张介宾注："卫气者，阳气也。阳气之至，浮盛而疾，故曰悍气。"

③慓疾滑利：形容卫气运行急疾而滑利，不受脉管的约束。慓疾，急疾也。

④肓膜：指肉里及胸腹腔内的膜。张介宾注："凡腔腹肉里之间，上下空隙之处，皆谓之肓。盖膜犹幕也，凡肉理之间，藏府内外其成片联络薄筋，皆谓之膜。"

⑤其气：指营卫二气。

【图解要点】

1. 痹证与营卫之气的关系

逆其气则病	提示病机：气血闭塞不通
从其气则愈	提示治则：祛风除湿散寒 调和营卫
不与风寒湿气和，故不为痹	提示抗病能力

2. 痹证产生的机制

外因　　　　内因
风寒湿杂至 ⟶ 营卫失调 ⟶ 气血闭阻 ⟶ 痹

【结语】

论述痹证的发生与营卫之气密切相关。本节强调了痹证的发生既有风寒湿邪的侵袭，更有脏腑营卫气血的失调，突出了《内经》既重视内因、也不忽略外因的发病学观点。不仅为临床运用调和营卫之法治疗痹证提供了理论依据，而且对于预防痹证的发生亦有重要意义。

【原文】

帝曰：善。痹，或痛，或不痛，或不仁，或寒，或热，或燥，或湿，其故何也？岐伯曰：痛者，寒气多也，有寒故痛也。其不痛不仁①者，病久入深，荣卫之行涩，经络时疎②，故不通③。皮肤不营，故为不仁。其寒者，阳气少，阴气多，与病相益④，故寒也。其热者，阳气多，阴气少，病气胜，阳遭阴⑤，故为痹热。其多汗而濡者，此其逢湿甚也，阳气少，阴气盛，两气相感⑥，故汗出而濡也。

帝曰：夫痹之为病，不痛⑦何也？岐伯曰：痹在于骨则重，在于脉则血凝而不流，在于筋则屈不伸，在于肉则不仁，在于皮则寒，故具此五者，则不痛也。凡痹之类，逢寒则虫⑧，逢热则纵。帝曰：善。

【词句解释】

①其不痛不仁者：皮肤麻木不仁、对疼痛不敏感。杨上善注："仁

者，亲也，觉也。营卫及经络之气疏涩，不营皮肤，神不至于皮肤之中，故皮肤不觉痛痒，名曰不仁。"

②经络时疎：经络常常空虚。疎，同疏；空虚之义。

③不通：即不痛。《太素》《甲乙经》均作"不痛"。张介宾注："疎，空虚也，荣卫之行涩，而经络时疎，则血气衰少。血气衰少则滞逆亦少，故为不痛。"

④阳气少，阴气多，与病相益：指阳虚阴盛的体质，益加风寒湿邪，故寒更甚。李中梓注："痹病本属阴寒，若阳气不足之人，则寒从内生，与外病相助益，故寒也"。阳气少阴气多，指人的体质偏于阳虚阴盛。病，指风寒湿邪。相益，相加也。

⑤阳气多，阴气少，病气胜，阳遭阴：言病人素体阳盛阴虚，感邪后，阴不胜阳，邪气从阳化热，故为痹热。张介宾注："阳盛遭阴，则阴气不能胜之，故为痹热"。遭，《甲乙经》作"乘"。乘，战而胜之也。

⑥两气相感：指人体偏盛之阴气与以湿邪为主的风寒湿邪相互作用。

⑦痹之为病，不痛：由于风寒湿三气伤及皮、肉、筋、骨、脉有形之体，而气尚能流通，即未伤气者，故不痛。《素问·阴阳应象大论》云："气伤痛"。

⑧逢寒则虫：即痹证遇寒则拘急而痛。孙诒让《札逐》："虫，当为疭之借字……段玉裁《说文》注谓：'疭'即疼字。"虫，《甲乙经》《太素》均作"急"。张介宾注："虫，《甲乙经》作急，于义为得。盖逢寒则筋挛，故急；逢热则筋弛，故纵也。"二说可相互发明。

【图解要点】
痹的常见症状及病机

症状	病机
痛	寒性收引，经脉凝涩，气血不通，不通则痛
不痛不仁	日久营卫虚弱衰，运行不畅，不能温养肌肤
寒	素体阴盛，邪从寒化；或感受寒湿之邪偏重所致
热	素体阳盛，邪从热化；或感受风热湿邪而致
湿	素体阴虚阳盛，虚寒内生，复感湿邪偏盛，伤阳气，卫表不固，腠理疏松，多汗

【结语】

本节分析痹证临床症状的产生机制，提示痹证的发病与发病部位、个人体质、病邪性质以及气候因素有密切的关系。

思考题

1. 请根据《素问·痹论篇》的内容分析痹证的发病条件。

2. 痹的分类有哪几种？

3. 痹证得发生于营卫之气有何关系？

复习技巧点拨

本章内容考试时以选择题、填空题、词句解释、简答题为主，有可能会有病案分析题。全国性的各类资格考试，如执业药师、职称考试等常见选择题。高职、专科、本科、自学《内经选读》考试则以上各类题型均有。研究生入学考试中常见于论选择题和词句解释。

1. 痹证的病因病机一般以选择题、填空题为主，有时可以简答题。

2. 五体痹向五脏痹的转变条件可以以选择题和简答题出现。

3. 脏腑痹的症状特点以选择题出现。

4. 痹证的预后可以选择题和填空题。

素问·痿论

【考点重点点拨】

★1. 掌握痿证的发病规律、病机和症状，痿证痹证的比较，并重点掌握治痿独取阳明的含义和机制

★2. 了解五体痿证的鉴别要点

【原文】

黄帝问曰：五藏使人痿①，何也？岐伯对曰：肺主身之皮毛，心主身之血脉，肝主身之筋膜，脾主身之肌肉，肾主身之骨髓。故肺热叶焦②，则皮毛虚弱急薄，著则生痿躄③也。心气热，则下脉厥而上，上则下脉虚，虚则生脉痿，枢折挈④，胫纵而不任地也。肝气热，则胆泄口

苦，筋膜干，筋膜干则筋急而挛，发为筋痿。脾气热，则胃干而渴，肌肉不仁，发为肉痿。肾气热，则腰脊不举，骨枯而髓减，发为骨痿。

【词句解释】

①痿：即痿证。是指肢体痿软无力，不能随意运动的一类疾病。痿，同萎，有痿弱和枯萎两个含义，包括四肢功能痿废不用和肌肉枯萎不荣两个方面。

②肺热叶焦：形容肺叶受热、灼伤津液的病理状态。《太素》、《甲乙经》"肺"下有"气"字。可参。

③痿躄（bì 壁）：指四肢痿废不用，以运动障碍为主的病证。包括的脉痿、筋痿、肉痿、骨痿等各种痿证。躄，两腿行动不便。

④枢折挈（qiè 切）：形容关节弛缓，不能提举活动，犹如枢轴折断不能活动一般。枢，枢纽，此处指关节。折，断也。挈，提举。据王冰注："膝腕枢纽如折去而不相提挈"，疑"挈"上脱"不"字。

【图解要点】

1. 痿的总病机

热　　　　　　干　　　　　　　虚
五脏气热　　伤津耗液，精　　筋膜、肌肉皮毛等
肺热叶焦 ⟶ 亏血枯髓减 ⟶ 失养 ⟶ 痿

2. 五体痿的症状及病机

名称	脏腑	共同症状	不同症状	病机
痿躄	肺	手足痿弱无力，不能随意运动，甚则肌肉萎缩	皮毛虚弱急薄	热灼肺阴，五脏失养
脉痿	心		下脉厥而上，上则下脉虚，虚则生脉痿，枢折挈，胫纵而不任地	心郁化热，血溢脉虚
筋痿	肝		胆泄口苦，筋膜干，筋膜干则筋急而挛	热损肝阴，筋不柔润
肉痿	脾		胃干而渴，肌肉不仁	湿热伤脾，肌失滋养
骨痿	肾		腰脊不举，骨枯而髓减	劳热伤肾，骨枯髓减

【结语】

根据五脏外合五体的理论，论述了五体痿的病机，提出了："五藏使人痿"的学术观点。由于五脏气热，灼伤精血津液，五体失养，即内

伤五脏，外损五体，故发五体痿证。说明痿证病变在四肢，而根源却在五脏。又以"肺热叶焦"则生痿躄冠其首，强调肺气热是痿证发生的主要病机。

关于五体痿的症状特点，主要表现在五脏及其所合五体的功能失调方面。

【原文】

帝曰：何以得之？岐伯曰：肺者，藏之长也①，为心之盖也，有所失亡，所求不得，则发肺鸣，鸣则肺热叶焦。故曰：五藏因肺热叶焦发为痿躄，此之谓也。悲哀太甚，则胞络绝②，胞络绝则阳气内动，发则心下崩③，数溲血也。故《本病》曰：大经空虚，发为肌痹④，传为脉痿。思想无穷，所愿不得，意淫于外，入房太甚，宗筋⑤弛纵，发为筋痿，及为白淫⑥。故《下经》曰：筋痿者，生于肝，使内⑦也。有渐⑧于湿，以水为事，若有所留，居处相湿⑨，肌肉濡渍，痹而不仁，发为肉痿。故《下经》曰：肉痿者，得之湿地也。有所远行劳倦，逢大热而渴，渴则阳气内伐⑩，内乏则热舍于肾，肾者水藏也，今水不胜火，则骨枯而髓虚，故足不任身，发为骨痿。故《下经》曰：骨痿者，生于大热也。

帝曰：何以别之？岐伯曰：肺热者，色白而毛败；心热者，色赤而络脉溢⑪；肝热者，色苍而爪枯；脾热者，色黄而肉蠕动⑫；肾热者，色黑而齿槁。

【词句解释】

①肺者，藏之长也：言肺主气、朝百脉、居于五脏之上。

②胞络绝：心包之络脉阻绝。胞络，杨上善注："胞络者，心上包络之脉。"绝，阻绝不通之义。

③心下崩：即心血下崩。崩，大量出血。

④肌痹：《太素》作"脉痹"。

⑤宗筋：此指男子的前阴。

⑥白淫：指男子滑精、女子带下。

⑦使内：即入房。杨上善注："使内者，亦入房。"

⑧渐（jiān 兼）：浸渍之义。

⑨相湿：《甲乙经》作"伤湿"。

⑩阳气内伐：即阳热之气内侵，伤及阴液。阳气，指劳倦远行使阳动所生之热，或感受阳热邪气。伐，侵也。

⑪络脉溢：指浅表部位的血络充盈。

⑫肉蠕（rú 如）动：即肌肉软弱。蠕，《索隐》"蠕"音软；《太素》作"濡"，濡亦软也。动，郭霭春校疑为"蠕"之旁记字，误入正文。

【图解要点】

1. 五脏气热致痿的病因病机

① 有所失亡/所求不得 —→ 气郁化热 —→ 不能敷布津液气血 —→ 痿躄

② 悲哀太甚 —→ 心包络阻绝不通 —→ 阳气内动迫血下行 —→ 大量出血经脉空虚 —→ 脉痿

③ 入房太甚 —→ 肝之精气受损 —→ 筋脉失养 —→ 筋痿

④ 以水为事/居处相湿 —→ 感受湿邪 —→ 肌肉濡渍 —→ 痹 —→ 肉痿

⑤ 远行劳倦/逢大热 —→ 阳气内伐/热气伤肾 —→ 水不胜火 —→ 骨枯髓虚 —→ 骨痿

2. 痿证的病因总结分析

病因		病机	原文	痿证
情志所伤		气郁化热，热灼津伤而成痿	"有所失亡"，"悲哀太甚"，"思想无穷，所愿不得"	心、肺、肝三脏气热
劳倦过度		伤精耗气，阴不制阳，内伐真阴，阳亢生热致痿	"意淫于外，入房太甚"，"有所远行劳倦"	肝肾气热
六淫侵袭	湿邪浸淫	湿邪化热，久则生痿	"有渐于湿，以水为事，若有所留，居处相湿"	脾热
	远行触冒暑热	热灼津伤，骨髓空虚成痿	"有所远行劳倦，逢大热而渴"	肾气热

3. 五脏合五体、五色原理，通过望形色鉴别五体痿

	肺热	心热	肝热	脾热	肾热
五色	白	赤	苍	黄	黑
五体症状	毛败	络脉溢	爪枯	肉蠕动	齿槁

【结语】

本节进一步分析痿证形成的病因病机，再次强调"五藏因肺热叶焦，发为痿躄"。并对五脏气热形成的原因作了剖析。可见，情志所伤、劳伤过度、六淫侵袭（其中尤以湿邪浸淫为甚），均可作用于五脏，致阴阳失调而生热，五脏真阴受损，肢体筋脉不得濡养，遂成痿证。

关于痿证的鉴别诊断，则依据五脏外合五色、五体、五华（包括毛、络、爪、肉、齿等）的异常变化进行鉴别；临床时还应结合前文所言其他症状作全面分析，才能得出正确诊断。此为"有诸内必形诸外"理论的具体应用。

【原文】

帝曰：如夫子言可矣。论言①治痿者，独取阳明何也？岐伯曰：阳明者，五藏六府之海，主闰②宗筋③，宗筋主束骨而利机关④也。冲脉者，经脉之海也，主渗灌谿谷⑤，与阳明合于宗筋，阴阳揔宗筋之会⑥，会于气街⑦，而阳明为之长⑧，皆属于带脉，而络于督脉。故阳明虚，则宗筋纵，带脉不引，故足痿不用也。帝曰：治之奈何？岐伯曰：各补其荥而通其俞⑨，调其虚实，和其逆顺，筋脉骨肉，各以其时受月⑩，则病已矣。帝曰：善。

【词句解释】

①论言：指《灵枢·根结》所言。张介宾注："论言者，即《根结》篇曰：痿疾者，取之阳明。"

②闰：同润，润养也。《甲乙经》作"润"。

③宗筋：此处指众筋，泛指全身之筋膜。

④宗筋主束骨而利机关：即众筋主司约束骨节而滑利关节。束，约束。机关，即关节。

⑤豀谷：指肌肉分腠。

⑥阴阳揔宗筋之会：指阴经阳经总会聚于宗筋。张介宾注："宗筋聚于前阴，前阴者，足之三阴、阳明、少阳及冲、任、督、蹻，九脉之所会也。"阴阳，指阴经、阳经。揔，音义同"总"，会聚也。宗筋，特指前阴。

⑦气街：穴名，又名气冲，位于横骨两端鼠蹊上一寸，属足阳明经。

⑧阳明为之长：阳明经能主持诸经，即诸经在主润众筋的功用中，阳明经起主导作用。长，主持之义，引申为起主导作用。

⑨各补其荥而通其俞：即针刺荥穴以补其气，刺俞穴以通其气。

⑩各以其时受月：以各脏所主的季节进行针刺治疗。

【图解要点】

1. 治痿独取阳明

生理上 {
阳明为五脏六腑之海，气血生化之源，主润宗筋
冲脉为十二经之海，主渗灌豀谷
带脉约束诸经 } 带脉和督脉与阳明有络属关系，皆禀阳明之气血
督脉总领一身之阳经 }

病理上：阳明虚——→宗筋纵——→带脉不引——→足痿不用

2. 痿证的治疗原则

（1）独取阳明："取阳明"为治疗痿证的关键。《内经》所云"取阳明"主要指针刺治疗，但作为方药论治的准则，仍然具有实践价值。

（2）各补其荥而通其俞，调其虚实，和其逆顺：根据痿证的病变部位，疾病的虚实顺逆，针对有关的脏腑经络进行辨证论治。

（3）各以其时受月："因时制宜"，要结合脏腑所主时令季节来立法选穴针刺。

【结语】

本节主要论述了痿证的三个治疗原则，"治痿者，独取阳明"中"独"字，意为"注重"、"重视"，强调了"取阳明"的重要性。

思考题

1. 《素问·痿论篇》中痿证治疗的三大原则是什么？
2. 怎样理解《素问·痿论篇》"治痿独取阳明"的原则？
3. 试述痿证与痹证在病因病机、证候表现、治疗原则上的主要区别。

复习技巧点拨

本章内容考试时以选择题、填空题、词句解释、简答题为主，有可能会有病案分析题。全国性的各类资格考试，如执业药师、职称考试等常见选择题。高职、专科、本科、自学《内经选读》考试则以上各类题型均有。研究生入学考试中常见于论述题、选择题和词句解释。

1. 痿证的病因病机一般以选择题和简答题出现，重要词句可以填空题。
2. 痿证的分证辨证以选择题出现。
3. 痿证的治疗以简答题为主，重要语句以填空题出现。

素问·厥论（节选）

【考点重点点拨】

★掌握寒厥、热厥的病因病机及症状特点

【原文】

黄帝问曰：厥之寒热者，何也？岐伯对曰：<u>阳气衰于下，则为寒厥；阴气衰于下，则为热厥</u>。帝曰：热厥之为热也，必起于足下者何也？岐伯对曰：阳气起于足五指之表，阴脉者集于足下而聚于足心，故阳气胜则足下热也。帝曰：寒厥之为寒也，必从五指而上于膝者何也？岐伯曰：阴气起于五指之里，集于膝下而聚于膝上，故阴气胜则从五指至膝上寒；其寒也，不从外，皆从内①也。

【词句解释】

①其寒也，不从外，皆从内：此寒厥之寒，非为外感之寒，乃内生之寒也。

【图解要点】

1. 《内经》所论之厥有三

厥的三个含义 {
指病证，厥逆之病。如寒厥、热厥等
指症状，手足逆冷
指病机，气机厥逆
}

2. 寒厥、热厥的基本病机

肾气虚衰 {
阳气衰于下——→寒厥
阴气衰于下——→热厥
} 不从外皆从内

【结语】

本节指出寒厥、热厥的主要病机是人体本身的阳气或阳气虚衰，不平衡所致。提出寒厥的主要特征是足五趾至膝上寒；热厥的主要特征是足下热。

【原文】

帝曰：寒厥何失[①]而然也？岐伯曰：前阴者，宗筋之所聚，太阴阳明之所合也。春夏则阳气多而阴气少，秋冬则阴气盛而阳气衰。此人者质壮，以秋冬夺于所用[②]，下气上争不能复[③]，精气溢下，邪气因从之而上也；气因于中，阳气衰，不能渗营其经络，阳气日损，阴气独在，故手足为之寒也。

帝曰：热厥何如而然也？岐伯曰：酒入于胃，则络脉满而经脉虚；脾主为胃行其津液者也。阴气虚则阳气入[④]，阳气入则胃不和，胃不和则精气竭，精气竭则不营其四肢也。此人必数醉若饱以入房，气[⑤]聚于脾中不得散，酒气与谷气相薄，热盛于中，故热遍于身，内热而溺赤也。夫酒气盛而慓悍，肾气有衰，阳气独胜，故手足为之热也。

【词句解释】

①失：当作"如"。

②夺于所用：夺，强取也。所用，泛指肾精肾气。

③下气上争不能复：肾气虚于下，必然取之于上；由于下虚太过，即使取之于上，亦不能立即恢复其常。争，引取也。

④阴气虚则阳气入：酒热伤阴则阴虚，阴虚阳亢则阳实。入，作

"实"解。

⑤气：此指酒食之气。

【图解要点】

1. 寒厥的成因

纵欲过度 ⎫
精气耗伤 ⎬ 水谷精微不足 ⎰ 阳气衰 ⎱ 寒厥
劳累过度 ⎭　　　　　　　⎱ 阴气盛 ⎰

2. 热厥的成因

⎧ 长期酗酒——酒气与谷气相薄脾胃运化失和 ⎱ 热感于中，⎫
⎨　　　　　　　　　　　　　　　　　　　　　　　　　　⎬ ⟶ 热厥
⎩ 入房太过——肾气有衰（阴虚阳亢） ⎰ 精气虚衰 ⎭

【结语】

论述寒厥、热厥的病因病机及症状。寒厥的病因是秋冬房劳太过，或劳力太过，阳气失于收藏；基本病机是肾阳虚衰，阳不制阴，阴寒内盛。主要症状是手足寒冷，甚则精气溢下，腹满等。热厥的病因是经常于酗酒或过饱后肆行房事，阴精内耗；基本病机是肾阴亏虚，阴虚阳亢，虚热内扰。主要症状是手足发热，尿赤，甚则热遍于身等。

【原文】

帝曰：厥，或令人腹满，或令人暴不知人①，或至半日远至一日乃知人者，何也？岐伯曰：阴气盛于上则下虚，下虚则腹胀满②。阳气盛于上，则下气重上而邪气逆③，逆则阳气乱，阳气乱则不知人也。

【词句解释】

①暴不知人：即突然昏倒，不省人事。

②阴气盛于上则下虚，下虚则腹胀满：高世栻注："阴寒之气盛于上，则上下皆阴，而阳气虚于下，下虚则腹胀满，以明腹满而为寒厥之意。"

③下气重上而邪气逆：谓下焦阴虚所生之热邪上逆与上焦已亢之阳气合并而为患。重，并也。邪气，此指逆乱失常之气。

【图解要点】

寒厥症状的补充：阴寒之气内盛于上——阳气虚于下——腹部胀满

热厥症状补充 ⎧ 上焦阳热之气亢盛 ⎱ 阳气逆乱——暴不知人
　　　　　　 ⎩ 下焦阴虚所生热邪上逆 ⎰

【结语】

本节对寒厥、热厥作了补充。寒厥的症状还有腹部胀满，热厥的症状还有突然昏倒、不省人事。

思考题

寒厥、热厥的病因病机和症状都有哪些？

复习技巧点拨

本章内容考试时以选择题、填空题、词句解释、简答题为主，有可能会有病案分析题。全国性的各类资格考试，如执业药师、职称考试等常见选择题。高职、专科、本科、自学《内经选读》考试则以上各类题型均有。研究生入学考试中常见于论选择题和词句解释。

厥、寒厥、热厥的病因病因病机一般以词句解释或者简答题出现。

灵枢·水胀

【考点重点点拨】

★1. 掌握水胀、肤胀、臌胀的鉴别诊断

★2. 掌握肠覃、石瘕的概念、病因病机、鉴别诊断和治疗

【原文】

黄帝问于岐伯曰：水与肤胀、鼓胀、肠覃、石瘕、石水①，何以别之？岐伯答曰：水始起也，目窠②上微肿，如新卧起之状，其颈脉动，时咳，阴股间寒，足胫瘇③，腹乃大，其水已成矣。以手按其腹，随手而起，如裹水之状，此其候也。

黄帝曰：肤胀何以候之？岐伯曰：肤胀者，寒气客于皮肤之间，瑴瑴然④不坚，腹大，身尽肿，皮厚，按其腹，窅⑤而不起，腹色不变，此其候也。

鼓胀何如？岐伯曰：腹胀身皆大，大与肤胀等也，色苍黄，腹筋起，此其候也。

【词句解释】

①石水：病名。下文未见论及，原文有脱漏。

②目窠（kē 科）：即眼睑。

③瘟：通肿。

④鼛（kōng 空）鼛然：形容腹部胀气，外形膨隆，叩击呈鼓音。

⑤窅（yǎo 咬）：深陷。

【图解要点】

★水胀、肤胀、鼓胀的鉴别

	共同点	不同点		
		病机	症状	腹诊
水胀	身腹肿大	水湿停聚	目窠微肿、颈脉动、时咳、阴腹间寒、足胫肿	按起腹，按之随手而起，如裹水之状
肤胀		水气停聚	皮厚、按其腹窅而不起	叩其腹，鼛鼛然不坚，腹色不变
鼓胀		气滞血瘀水停	色苍黄	腹筋起

【结语】

论述水胀、肤胀、鼓胀的主要症状及三者的鉴别要点。由于各自病机不同，故水胀的治疗重在行水，肤胀重在行气，而鼓胀重在活血。

【原文】

肠覃①何如？岐伯曰：寒气客于肠外，与卫气相搏，气不得荣，因有所系，癖②而内著，恶气乃起，瘜肉乃生。其始生也，大如鸡卵，稍以益大，至其成，如怀子之状，久者离岁，按之则坚，推之则移，月事以时下，此其候也。

石瘕③何如？岐伯曰：石瘕生于胞中，寒气客于子门，子门闭塞，气不得通，恶血当写不写，衃④以留止，日以益大，状如怀子，月事不以时下。皆生于女子，可导而下。

黄帝曰：肤胀、鼓胀，可刺邪？岐伯曰：先写其胀之血络，后调其经，刺去其血络也。

【词句解释】

①肠覃（xùn 训）：病名。生于肠部，形如地菌。覃，通"蕈"，地菌。

②癖：积也。

③石瘕：病名。系因寒邪内侵，瘀血内留，生于子宫，坚硬如石，状如怀子的病证。

④衃（péi 胚）：凝聚的死血。

【图解要点】

★肠覃、石瘕的鉴别

病证	异	同
肠覃	积块在肠外，推之能移，月经正常	寒气所致，腹中积块，日久腹大如怀孕
石瘕	积块在子宫，坚硬如石，月经不正常，生于女子	

【结语】

本节主要论述了肠覃、石瘕的病因病机、鉴别诊断。最后指出可用刺络放血的方法治疗肤胀和鼓胀。

思考题

1. 水胀、肤胀、鼓胀如何鉴别？

2. 肠覃、石瘕如何鉴别？

复习技巧点拨

本章内容考试时以选择题词句解释、简答题为主，有可能会有病案分析题。全国性的各类资格考试，如执业药师、职称考试等常见选择题。高职、专科、本科、自学《内经选读》考试则以上各类题型均有。研究生入学考试中常见于论选择题和词句解释。

1. 五种病的症状表现以选择题为主。

2. 水胀、肤胀、鼓胀三者鉴别以简答题为主。

3. 肠覃、石瘕两个病可以出词句解释，如何鉴别以简答题为主。

素问·汤液醪醴论（节选）

【考点重点点拨】

★掌握水肿病的病因病机、症状、治则治法

【原文】

帝曰：其有不从毫毛而生，五藏阳以竭①也。津液充郭，其魄独居，孤精于内，气耗于外②，形不可与衣相保，此四极急而动中③，是气拒于内而形施于外④，治之奈何？岐伯曰：平治于权衡，去菀陈莝，微动四极，温衣，缪刺其处，以复其形。开鬼门，洁净府，精以时服⑤，五阳已布，疏涤五藏。故精自生，形自盛，骨肉相保，巨气乃平。

【词句解释】

①五藏阳以竭：五脏阳气郁遏。竭，此处有阻遏意。

②孤精于内，气耗于外：水液独盛于体内，阳气耗散于体外。

③四极急而动中：四肢极度浮肿，脏气变动而喘悸。

④施：施，音义同"易"，意为改变。

⑤服：行也。

【图解要点】

水肿的病因病机：五脏阳气郁遏，气行不畅，津停为水。

症状表现：四肢极度浮肿，气急喘悸。

水肿的治疗：

平治于权衡
{
去菀陈莝，意为祛瘀逐水法
微动四极，即活动四肢，助阳行气
温衣，即以温暖的衣服保护形体，资护阳气
缪刺其处，以针刺通络行水
开鬼门，即发汗法
洁净府，即利小便
}

【结语】

讨论了水肿的发病机制、治疗原则和方法，指出"五藏阳以竭"是形成水肿病的基本机制，"平治于权衡"是水肿病的治疗总则，意为调节阴阳偏胜偏衰，恢复阴阳动态平衡。另外还有提出了"去菀陈莝"、"微动四极"等具体方法。

思考题

水肿病的病因病机、症状、治则治法有哪些？

复习技巧点拨

本章内容考试时以选择题 A 型 B 型 X 型、词句解释、简答题为主，有可能会有病案分析题。全国性的各类资格考试，如执业药师、职称考试等常见选择题。高职、专科、本科、自学《内经选读》考试则以上各类题型均有。研究生入学考试中常见于论选择题和词句解释。

1. 水肿病的病机、症状表现以选择题为主。

2. 水肿病的治则和治法以 A 型 X 型选择题和简答题为主，可以出病案分析题。

素问·奇病论（节选）

【考点重点点拨】

★掌握脾瘅的病因病机、主要症状及治法

【原文】

帝曰：有病口甘者，病名为何？何以得之？岐伯对曰：此五气之溢也，名曰脾瘅①。夫五味入口，藏于胃，脾为之行其精气，津液②在脾，故令人口甘也；此肥美之所发也；此人必数食甘美而多肥也，肥者令人内热，甘者令人中满，故其气上溢，转为消渴。治之以兰③，除陈气也。

【词句解释】

①脾瘅：病名。以口中甜腻为其主要症状。

②津液：此指水谷精气，即上句之"精气"。

③兰：兰草，如佩兰等具有芳香化湿、醒脾辟秽作用的药物。

【图解要点】

★**脾瘅的病因病机、主要症状及治法**

病因	病机	主要症状	治法	转归
过食肥甘厚味	肥者令人内热，甘者令人中满，湿热困脾，五谷精气上泛	口甘、中满	兰草汤（芳香化湿，醒脾辟浊）	消渴

【结语】

本节主要论述了脾瘅形成的原因、主要症状及治疗方法，并提出脾瘅转变为消渴的可能性。这段描述与现代中医对"消渴"形成病理机制的认识极为相似，说明古人对本病的观察十分细致准确。

思考题

脾瘅的病因病机、主要症状、治法及转归都有哪些？

复习技巧点拨

本章内容考试时以选择题、填空题、词句解释为主。全国性的各类资格考试，如执业药师、职称考试等常见选择题。高职、专科、本科、自学《内经选读》考试则以上各类题型均有。研究生入学考试中常见于选择题和词句解释。

巩固与练习

一、选择题

（一）A 型题

1. 据《素问·热论》所言，热病恢复期当禁（　　）

    A. 房事　　　　　　　　B. 劳作　　　　　　　　C. 肉食

    4. 七情　　　　　　　　E. 受寒

2. 《素问·评热病论》阴阳交的"三死"之候是指：（　　）

    A. 身热，汗出，烦满不为汗解

    B. 少气，失志，不能食

    C. 汗出辄发热而不能食、脉躁疾、狂言。

    D. 厥逆，水浆不入，不知人

    E. 腹满，身热，谵言

3. 下列诸症中、哪一项属于《素问·咳论》中"脾咳"的范畴？（　　）

    A. 咳而腹满　　　　　　B. 咳而右胁下痛　　　　C. 咳而不欲食饮

    D. 咳而呕　　　　　　　E. 咳则两胁下痛

（二）B 型题

A. 阴阳交　　　　B. 伤寒　　　　　　C. 两感

D. 风厥　　　　　E. 劳风

1.《素问·评热病论》中症见"汗出辄复热，脉躁疾，狂言不能食"者病名为：（　　）

2.《素问·评热病论》中症见"汗出而身热"、"汗出而烦满不解"者病名为：（　　）

A. 祛瘀逐水　　　　B. 刺血络　　　　　C. 发汗

D. 利小便　　　　　E. 通大便

3.《素问·汤液醪醴论》中"去菀陈莝"是指：（　　）

4.《素问·汤液醪醴论》中"开鬼门"是指：（　　）

（三）X 型题

1.《素问·痿论》指出肉痿的症状是（　　）

A. 胆泄口苦　　　　B. 胃干而渴

C. 肌肉不仁　　　　D. 筋膜干

2. 心咳之状（　　）

A. 咳则心痛　　　　B. 喉部梗塞

C. 咽肿　　　　　　D. 唾血

二、填空题

1.《素问·热论》认为两感于寒者，三日已经"水浆不入，不知人"，但至"六日死"，这是因为_____尚未衰竭。

2.《素问·痹论》曰："阴气者，静则神藏，____则消亡。"

三、名词解释

1. 两感于寒

2. 阴阳交

四、简答题

1. 如何理解《素问·咳论》中"此皆聚于胃，关于肺"的含义及机理？

2. 怎样理解《素问·痿论》"治痿者独取阳明"的原则？

五、问答

试论述水胀、肤胀、鼓胀的鉴别诊断？

参考答案

一、选择题

A 型题 1. C 2. C 3. B
B 型题 1. A 2. D 3. A 4. C
X 型题 1. BC 2. ABC

二、填空题

胃气 躁

三、名词解释

1. 两感于寒：两感于寒是表里两条经脉同时感受病邪而发病，如太阳与少阴两感，阳明与太阴两感，少阴与厥阴两感。

2. 阴阳交：阴阳交是在温热病证中阳热之邪入于阴分，交结不解，邪盛而正衰的一种危重证候，以汗出复热，脉躁急不为汗衰，狂言不能食为主症。

四、简答题

1. 如何理解《素问·咳论》中"此皆聚于胃，关于肺"的含义及机理？

"此皆聚于胃，关于肺"是对咳嗽病机的高度概括，说明咳嗽与肺胃两脏关系最为密切。

从病因而言，皮毛受邪，从其合入肺；寒饮入胃，从肺脉上注于肺，外内合邪而咳，与肺胃相关。

从病机而言，邪伤于肺，使肺失宣降而咳。胃为五脏六腑之海，气血生化之源，若胃弱则化源不足，脏腑失于充养，则抗病力弱，易感外邪而病咳。脾胃水津失运，停聚于胃则为痰饮，上逆于肺而发咳嗽。咳与肺胃的密切关系，实为后世"脾为生痰之源，肺为贮痰之器"的理论渊源，也为培土生金法治疗咳嗽奠定了理论基础。

2. 怎样理解《素问·痿论》"治痿者独取阳明"的原则？

"治痿者，独取阳明"中"独"字，意为"注重""重视"。治痿应当重视从阳明而治的机理，首先是因为足阳明胃为五脏六腑之海，有润养宗筋作用，而宗筋有束骨利关节之功，人体的骨节筋脉依赖阳明化生的气血以濡养，才能运动自如；若阳明虚弱，气血亏损，宗筋失养，便生痿疾；再者，"阳明为十二经脉之长"。冲脉为十二经脉之海，将来自阳明之气血渗灌宗筋，阳明又与督脉、带脉相连属，故"阳明虚则宗筋纵，带脉不引，故足痿不用"。所以"独取阳明"成为治疗痿证的关键，可以补养气血津液，濡养筋脉关节，使痿者得复。

五、问答题

水胀以水湿停聚为主，水气上泛则目肿、人迎脉盛、咳喘；下溢则腹水、足胫肿；湿遏阳气则阴股间寒。其特征是水聚腹腔，按其腹壁，随手而起。

肤胀以寒气入侵，阳气被遏为先，气滞则水停，亦见水停肌肤，全身肿胀，但腹水不明显，而以腹内气滞不通为主，故空空然不坚，叩诊呈鼓音，因腹壁肌肤有水，故按之窅而不起。

鼓胀是肝脾不调，血行瘀阻，血不利则为水。鼓胀全身肿胀的情况虽与肤胀类似，但以皮色苍黄，腹部脉络显露为特征。

第八单元 脉要精微

素问·脉要精微论（节选）

【考点重点点拨】

★1. 掌握切脉、望色、闻声、察形的原理及应用

★2. 熟悉诊法常以平旦的原理，四时脉象的特点及诊断意义

★3. 了解尺肤诊的含义、内容及临床意义

【原文】

黄帝问曰：诊法何如？岐伯对曰：诊法常以平旦①，阴气未动，阳气未散②，饮食未进，经脉未盛，络脉调匀，气血未乱，故乃可诊有过之脉。切脉动静，而视精明③，察五色，观五藏有余不足，六府强弱，形之盛衰，以此参伍，决死生之分。

【词句解释】

①平旦：太阳刚升出地平线之时，即清晨、早晨。

②阴气未动，阳气未散：平旦之时，人刚刚醒寤，体内阴阳之气未因进食和劳作而被扰动、耗散。

③视精明：即观察眼睛的色泽、动态及视觉。精明，指眼睛和眼神。

【图解要点】

1. 本节论述了平旦诊病的原理

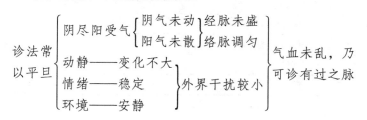

2. "诊法常以平旦"的精神实质

内外环境处于相对稳定状态，能如实反映脏腑气血经脉的盛衰状况。

3. 全面观察的诊病原则

全面
诊病
┌ 切脉动静——通过脉诊而得知病情
│ 视精明，察五色——通过望诊收集病之迹象
│ 观五藏有余不足，六府强弱——通过问诊和闻诊的方法取得
└ 以此参伍，决死生之分——将收集的资料参照比较从而做出判断

【结语】

本节首先指出诊病的时间以平旦为宜。其次确立四诊合参、全面诊察的诊法原则。这也是《内经》诊法学的一贯思想。

【原文】

夫脉者，血之府也。长则气治，短则气病；数则烦心，大则病进；上盛则气高①，下盛则气胀②；代则气衰，细则气少，涩则心痛；浑浑革至如涌泉，病进而色弊③，绵绵其去如弦绝，死。

【词句解释】

①上盛则气高：指寸口脉近腕部脉盛者，为邪壅于上而气盛喘满。

②下盛则气胀：指寸口脉远腕部脉盛者，为邪滞于下，故腹为胀满。

③色弊：危弊之义。

【图解要点】

脉象主病

脉象	特征	主病
长则气治	脉体长过本位	气血平和无病
短则气病	脉体短，不及本位	气血不足之病
数则烦心	脉来急促，一息五至以上	脉数为热，热则心烦不安
大则病进	脉象满指而大	为邪气有余之象，表示病情将进一步发展
上盛则气高	寸口脉近腕部脉盛	为邪壅于上而气盛喘满
下盛则气胀	寸口脉远腕部脉盛者	为邪滞于下，故腹为胀满
代则气衰	脉来缓弱而有规则的间歇	主脏气衰弱
细则气少	脉细如丝	主诸虚劳损，血气衰少
涩则心痛	脉往来涩滞	主气滞血瘀，故现心痛之症

【结语】

本节原文主要论述十一种脉象主病的特点。脉为血之府，脉气盛衰可反映全身气血盛衰。故不同的脉象可以反映不同的诊法意义。

【原文】

夫精明五色者，气之华也，赤欲如白裹朱，不欲如赭；白欲如鹅羽，不欲如盐；青欲如苍璧之泽，不欲如蓝；黄欲如罗裹雄黄，不欲如黄土；黑欲如重漆色，不欲如地苍。五色精微象见矣，其寿不久也。夫精明者，所以视万物，别白黑，审短长。以长为短，以白为黑，如是则精衰矣。

【图解要点】

1. 五色"欲""不欲"诊断要点

欲	含蓄明润	预后良好
不欲	晦暗枯涩、夭然不泽	预后凶险

2. 望目诊断要点

精气未衰	两目有神	视物清晰	辨色准确
精气衰竭	视物不清	长短不分	黑白不辨

【结语】

论述了望五色善恶及视精明的要点和诊法意义。望色可以了解五脏六腑精气的盛衰及其病变。视精明可以了解精明的盛衰情况。

【原文】

五藏者，中之守也。中盛藏满，气胜伤恐者[①]，声如从室中言，是中气之湿也；言而微，终日乃复言者，此夺气[②]也；衣被不敛，言语善恶不避亲疏者，此神明之乱也。仓廪不藏[③]者，是门户不要也。水泉不止者，是膀胱不藏也。得守者生，失守者死。

【词句解释】

①气胜伤恐者：意指脾脏功能失调而善伤于恐。气胜，指上句内脏之气胀满。恐为肾志，取土克水之义。

②夺气：正气被劫夺、耗伤。

③仓廪不藏：指泄泻、大便失禁等。仓廪，此喻肠胃。

【图解要点】

★**五脏失守的诊断要点**

五脏失守	诊断要点	意义
脾失守	声音重浊	中焦湿阻，气机壅滞
肺失守	声低息微，言不接续	气被劫夺
心失守	狂，骂詈不避亲疏	神明之乱
脾胃失守	泄利不止，大便失禁	中气下陷，脾胃不固
肾失守	遗尿、小便失禁	膀胱失约，肾失固摄

【结语】

五脏得守，即五脏功能尚能维持；五脏失守，指五脏功能已经衰败。五脏藏精舍神，在体内各有职守。病人声音的清浊、语音的高低、语言、精神状态正常与否及二便情况，均有反映出五脏功能的得守或失守。

【原文】

夫五藏者，身之强也，头者，精明之府，头倾视深①，精神将夺矣；背者，胸中之府，背曲肩随②，府将坏矣。腰者，肾之府，转摇不能，肾将惫矣。膝者，筋之府，屈伸不能，行则偻附③，筋将惫矣；骨者，髓之府，不能久立，行则振掉④，骨将惫矣。得强则生，失强则死。

【词句解释】

①头倾视深：指头低垂不能抬举，目眶凹陷。

②随：下垂之意。

③偻附：指身体弯曲不能直立，需依附于他物而行。

④振掉：震颤摇摆。

【图解要点】

★**五脏失强的诊断要点和意义**

头	精明之府	头倾视深者	精神将竭
背	胸中之府	背曲肩垂	心肺精气衰败

续表

膝	筋之府	行则偻附	肝主筋功能衰败
腰	肾之府	转摇不利，行则振颤	肾精亏竭
骨	髓之府	不能久立，行则振掉	行则振掉

【结语】

头、背、腰、膝、骨，是人躯体的五个标志部位，为心、肺、肝、肾等脏精气居聚之处，又便于观察。通过观察诸府的动静状态，可以了解五脏的功能情况。

【原文】

帝曰：脉其四时动奈何？知病之所在奈何？知病之所变奈何？知病乍在内奈何？知病乍在外奈何？请问此五者，可得闻乎？岐伯曰：请言其与天运转大也。万物之外，六合之内，天地之变，阴阳之应，彼春之暖，为夏之暑，彼秋之忿①，为冬之怒②，四变之动，脉与之上下③，以春应中规，夏应中矩，秋应中衡，冬应中权。是故冬至四十五日④，阳气微上，阴气微下；夏至四十五日⑤，阴气微上，阳气微下。阴阳有时，与脉为期。期而相失，知脉所分，分之有期，故知死时。微妙在脉，不可不察，察之有纪，从阴阳始，始之有经，从五行生，生之有度，四时为宜。补写勿失，与天地如一，得一之情⑥，以知死生。是故声合五音，色合五行，脉合阴阳。

【词句解释】

①忿：指秋气肃杀劲急之势，应气候之凉。

②怒：指冬气严寒凛冽，北风怒号之势。

③四变之动，脉与之上下：人与天地相参，春夏秋冬四季气候的变动，脉象也随之发生相应变化。上下，指脉象的波动。

④冬至四十五日，阳气微上，阴气微下：冬至四十五日后为立春的时节，此后阳气渐长，阴气渐消。

⑤夏至四十五日，阴气微上，阳气微下：夏至四十五日后为立秋的时节，此后阴气渐长，阳气渐消。

⑥得一之情：即掌握人与天地如一之理。

【图解要点】

脉象与四时相应的机制及意义

春	规	做圆之器，喻春季脉圆滑之象
夏	矩	做方之器，喻夏季脉方盛之象
秋	衡	称杆，喻秋季脉不上不下
冬	权	称锤，喻冬季脉伏沉之象

【结语】

论述了脉象顺应四时阴阳变化规律而有不同的特点。脉象随四时阴阳的变化规律而呈现出周期性的上下浮沉的变化："春应中规，夏应中矩，秋应中衡，冬应中权"。若脉象不能与四时阴阳消长变化相应而出现错乱，即可通过错乱之脉而诊知发病的脏腑部位，进一步推测疾病的预后吉凶。

【原文】

是知阴盛则梦涉大水恐惧，阳盛则梦大火燔灼，阴阳俱盛则梦相杀毁伤，上盛则梦飞，下盛则梦堕，甚饱则梦予，甚饥则梦取，肝气盛则梦怒，肺气盛则梦哭，短虫多则梦聚众，长虫多则梦相击毁伤。

【图解要点】

1. 类比方法论梦定性

（1）水为阴，故阴盛可梦大水恐惧。

（2）火为阳，阳盛可梦大火燔灼。

（3）阴阳俱盛可梦见争斗。

2. 脏腑的生理特点论梦定位

（1）肝气盛则梦怒。

（2）肺气盛则梦哭。

（3）上盛则梦飞。

【结语】

梦是体内脏腑经络、气血阴阳盛衰变化的反映，通过询问解析病人所述的不同梦境，可以判断人体脏腑功能之强弱、邪气的盛衰和病变的部位。

【原文】

是故持脉有道，**虚静为保**①。春日浮，如鱼之游在波；夏日在肤，泛泛乎万物有余；秋日下肤，蛰虫将去；冬日在骨，蛰虫周密，君子居室。故曰：知内者按而纪之②，知外者终而始之③。此六者④，持脉之大法。

【词句解释】

①虚静为保：言诊脉以清虚宁静至为重要。"保"，通"宝"。

②知内者按而纪之：意为要了解内脏的变化情况，可通过切脉进行诊察，找出端绪。内，指内脏；纪，丝缕的头绪。

③知外者终而始之：言要了解经脉的变化情况，可据经脉自始至终的循行部位进行诊察。外，指经脉，

④六者：一说指春、夏、秋、冬、内、外六种脉法。另一说指诊法常以平旦、四诊合参、脉应四时、虚静为保、脉合阴阳、知内知外六种持脉大法。

【图解要点】

四时脉象变化特点

四时	春	夏	秋	冬
脉象特点	浮脉	在肤	下肤	在骨
	如鱼之游在波	泛泛乎万物有余	蛰虫将去	蛰虫周密，君子居室

【结语】

"持脉有道，虚静为保"是重要的诊脉法则。强调医生诊脉时以心绪清虚宁静至为紧要，如此才能诊查出脉象的细微变化。

【原文】

尺内两傍，则季胁也，尺外以候肾，尺里以候腹。中附上，左外以候肝，内以候鬲；右外以候胃，内以候脾。上附上，右外以候肺，内以候胸中；左外以候心，内以候膻中。前以候前，后以候后。上竟上者，胸喉中事也；下竟下者，少腹腰股膝胫足中事也。

【图解要点】

本节可参考下图来理解尺肤诊的定位。

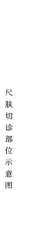

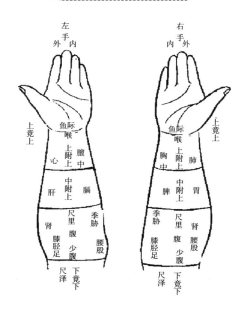

【结语】

本节主要论述尺肤诊的部位，内容及诊法意义。

尺肤，前臂内侧自肘至腕的皮肤，左右手臂各分上、中、下三段，分主不同脏腑部位。尺肤诊，是通过对尺肤的寒热、滑涩的观察，以诊疾病的寒热、津液盈亏等情况的一种诊法。

思考题

1. "诊法常以平旦"的机制和精神实质是什么？

2. 五脏"失守"和"失强"的诊断要点和意义是什么？

复习技巧点拨

本章内容考试时以选择题、填空题、词句解释、简答题为主。全国性的各类资格考试，如执业药师、职称考试等常见选择题。高职、专科、本科、自学《内经选读》考试则以上各类题型均有。研究生入学考试中常见于选择题、词句解释和论述题。

1. "诊法常以平旦"的精神实质常出简答题。

2. 十一种脉象主病的特点常出选择题、填空题。

3. 五脏失守和五脏失强的诊断要点及意义常出选择题、论述题。

素问·平人气象论（节选）

【考点重点点拨】

★1. 掌握脉证的阴阳逆从与病证预后的关系

2. 熟悉平息调脉的方法及诊法意义

★3. 了解不同季节的平、病、死脉的脉象特点，虚里诊的内容及其诊法意义；了解水肿、黄疸、胃疸三种疾病的诊察要点，妇人妊娠的脉象特点，区别胃气脉和真脏脉的要点

【原文】

黄帝问曰：平人何如？岐伯对曰：人一呼脉再动，一吸脉亦再动，呼吸定息，脉五动，<u>闰以太息</u>①，命曰平人。平人者，不病也。常以不病调病人，医不病，故为病人平息以调之为法。人一呼脉一动，一吸脉一动，曰少气。人一呼脉三动，一吸脉三动而躁，尺热曰病温，尺不热脉滑曰病风，脉涩曰痹。人一呼脉四动以上曰死，脉绝不至曰死，乍疏乍数曰死。

【词句解释】

①闰以太息：张志聪注："太息者，呼吸定息之时，有余不尽而脉又一动，如岁余之有闰也"。闰，余也。

【图解要点】

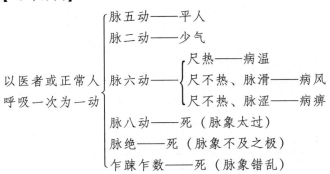

【结语】

论述了平息调脉的方法及意义。平息调脉是指医生调匀了自己的呼吸以测候病人脉率的方法。其速率为一息四至五次，可据此判断患者病情的轻重。

【原文】

平人之常气禀于胃，胃者平人之常气也。人无胃气曰逆，逆者死。

春胃微弦曰平，弦多胃少曰肝病，但弦无胃曰死。胃而有毛曰秋病，毛甚曰今病，藏真①散于肝，肝藏筋膜之气也。夏胃微钩曰平，钩多胃少曰心病，但钩无胃曰死；胃而有石曰冬病，石甚曰今病，藏真通于心，心藏血脉之气也。长夏胃微耎弱②曰平，弱多胃少曰脾病，但代无胃曰死；耎弱有石曰冬病，弱甚曰今病，藏真濡于脾，脾藏肌肉之气也。秋胃微毛曰平，毛多胃少曰肺病，但毛无胃曰死；毛而有弦曰春病，弦甚曰今病，藏真高于肺，以行荣卫阴阳也。冬胃微石曰平，石多胃少曰肾病，但石无胃曰死；石而有钩曰夏病，钩甚曰今病，藏真下于肾，肾藏骨髓之气也。

【词句解释】

①藏真：指五脏所藏的真气。

②耎弱：耎，同软。耎弱，非虚弱之义，指柔和而不劲急之脉象，为脾主脉。

【图解要点】

五脏四时的平脉、病脉及死脉

五脏脉	五时	平脉	病脉	死脉	兼脉及发病
肝脉	春	春胃微弦	弦多胃少	但弦无胃	胃而有毛：秋病 毛甚：今病
心脉	夏	夏胃微钩	钩多胃少	但钩无胃	胃而有石：冬病 石甚：今病
脾脉	长夏	长夏胃微耎弱	弱多胃少	但代无胃	耎弱有石：冬病 弱甚：今病
肺脉	秋	秋胃微毛	毛多胃少	但毛无胃	毛而有弦：春病 弦甚：今病
肾脉	冬	冬胃微石	石多胃少	但石无胃	石而有钩：夏病 钩甚：今病

【结语】

讲述四季的平、病、死脉的区别。古人认为，正常人体中，人之胃气充实于脉中，所以审察脉中的胃气是诊脉的一个重要观察指标。四季脉象各有特点，春弦、夏钩、长夏软弱、秋毛、冬石。从四时脉象的胃气多少可以预测五脏病变的情况。

【原文】

胃之大络，名曰虚里①，贯鬲络肺，出于左乳下，其动应衣，脉宗气也。盛喘数绝者，则病在中；结而横，有积矣；绝不至，曰死。乳之下，其动应衣，宗气泄也。

【词句解释】

①虚里：位于左乳下，心尖搏动处，为足阳明胃经又一络脉，其脉从胃贯穿膈膜联络于肺。

【图解要点】

虚里 ┤
　搏动如喘而急，时有歇止——胸中心肺病变
　搏动粗实有力，横格于指下——腹内积聚
　搏动断绝不续——宗气衰败，预后不良
　倘若搏动剧烈，甚至震动应衣——宗气外泄，预后差

【结语】

本节原文提出了虚里诊的内容及其诊法意义。通过诊察虚里搏动情况可以判断宗气的盛衰及某些内脏疾患。尽管这一古老的诊断方法在目前中医诊断学上很少提及，但其在临床上的价值是不能忽视的。

【原文】

脉从阴阳，病易已；脉逆阴阳，病难已。脉得四时之顺，曰病无他；脉反四时及不间藏①，曰难已。

【词句解释】

①不间藏：即传其所克之脏。

【图解要点】

脉之逆从的意义及其与疾病预后的关系

脉 ┤
　与四时相应——正气未衰，病易已
　与四时相逆——邪盛正衰，病难已

【结语】

本节论述了脉证的阴阳逆从与病证预后的关系。脉之阴阳与证之阴阳相互一致，为脉从阴阳，病易已，如阴证得阴脉，阳证得阳脉。若脉之阴阳与证之阴阳相反，则是脉逆阴阳，病难已。如阴证得阳脉；阳证得阴脉。

【原文】

尺脉缓涩，谓之解㑊①安卧；脉盛，谓之脱血；尺涩脉滑，谓之亦多汗；尺寒脉细，谓之后泄；脉尺粗常热者，谓之热中。

【词句解释】

①解㑊：懈怠。

【结语】

本节举例说明尺肤、切脉合参诊病。

【原文】

颈脉动喘疾咳，曰水。目裹微肿，如卧蚕起之状，曰水。溺黄赤安卧者，黄疸。已食如饥者，胃疸。面肿曰风，足胫肿曰水。目黄者曰黄疸。妇人手少阴脉动甚者，妊子也。

【图解要点】

★水肿、黄疸、胃疸等病证的辨证要点

病证	症状	病机
水肿	颈脉动、喘咳，目裹微肿，如卧蚕起之状、足胫肿	体内水液不化而郁积、泛滥
黄疸	溺黄赤、安卧、目黄	湿热或寒湿内阻中焦，迫使胆汁不循常道
胃疸	已食如饥者	胃热炽盛，消谷善饥

【结语】

本节论述了水肿、黄疸、胃疸等病证的辨证要点。此外，指出了孕妇脉的特点。妇人手少阳脉神门穴部位搏动明显，为妊娠的脉象特点，临床有一定价值，临证运用时，还需结合停经史及其它情况综合诊断。

【原文】

脉有逆从四时，未有藏形，春夏而脉瘦①，秋冬而脉浮大，命曰逆四时也。风热而脉静，泄而脱血脉实，病在中脉虚，病在外脉涩坚者，皆难治，命曰反四时也。

【词句解释】

①脉瘦：脉象沉细。

【图解要点】

脉时相反 $\left\{\begin{array}{l}\text{春夏脉应浮大而反沉细（脉瘦）}\\\text{秋冬脉应沉细而反浮大}\end{array}\right\}$ 难治

脉症相反 $\left\{\begin{array}{l}\text{风热外症，脉宜浮大而反沉静——正衰退无以抗邪}\\\text{腹泻与失血，脉宜沉细而反实大——邪气猖厥无制}\\\text{实邪在内，脉宜有力而反脉反虚——正气衰竭，无力作脉}\\\text{病在外，脉应浮滑而反脉涩坚——邪已入里盘踞聚结}\end{array}\right\}$ 难治

【结语】

本节论脉时、脉证阴阳相反的具体情况及其临床意义。人体脉象不仅当顺应四时阴阳变化，而且亦当与症状相应，否则提示病情复杂，预后不良。

【原文】

人以水谷为本，故人绝水谷则死，脉无胃气亦死。所谓无胃气者，但得真藏脉，不得胃气也。所谓脉不得胃气者，肝不弦，肾不石也。

夫平心脉来，累累如连珠，如循琅玕①，曰心平，夏以胃气为本；病心脉来，喘喘连属，其中微曲，曰心病；死心脉来，前曲后居，如操带钩，曰心死。

平肺脉来，厌厌聂聂，如落榆荚，曰肺平，秋以胃气为本；病肺脉来，不上不下，如循鸡羽，曰肺病；死肺脉来，如物之浮，如风吹毛，曰肺死。

平肝脉来，緛弱招招，如揭长竿末梢，曰肝平，春以胃气为本；病肝脉来，盈实而滑，如循长竿，曰肝病；死肝脉来，急益劲，如新张弓弦，曰肝死。

平脾脉来，和柔相离，如鸡践地，曰脾平，长夏以胃气为本；病脾脉来，实而盈数，如鸡举足，曰脾病；死脾脉来，锐坚如乌之喙，如鸟

之距，如屋之漏，如水之流，曰脾死。

平肾脉来，喘喘累累如钩，按之而坚，曰肾平；冬以胃气为本；病肾脉来，如引葛②，按之益坚，曰肾病；死肾脉来，发如夺索，辟辟如弹石，曰肾死。

【词句解释】

①琅玕：玉之似珠者。

②如引葛：形容脉来如按牵拉之葛藤，沉紧弹指。

【图解要点】

四时五脏之平脉、病脉、死脉脉象

四时	五脏	平脉	病脉	死脉
夏	心	累累如连珠，如循琅玕	喘喘连属，其中微曲	前曲后居，如操带钩
秋	肺	厌厌聂聂，如落榆荚	不上不下，如循鸡羽	如物之浮，如风吹毛
春	肝	缤弱招招，如揭长竿末梢	盈实而滑，如循长竿	急益劲，如新张弓弦
长夏	脾	和柔相离，如鸡践地	实而盈数，如鸡举足	锐坚如乌之喙，如鸟之距，如屋之漏，如水之流
冬	肾	喘喘累累如钩，按之而坚	如引葛，按之益坚	发如夺索，辟辟如弹石

【结语】

强调脉以胃气为本的重要性，脉无胃气则死。并以日常生活事物如琅玕、榆荚、鸡羽、长竿、乌之喙、鸟之距等，形象描述四时五脏之平脉、病脉、死脉脉象。其机制在于胃气的盛衰有无，辨别关键在于脉动之中冲和之气的多少有无。

思考题

1. 脉之逆从的意义及其与疾病预后的关系

2. 四时五脏之平脉、病脉、死脉脉象特点是什么？

复习技巧点拨

本章内容考试时以选择题、填空题、词句解释、简答题为主。全国性的各类资格考试，如执业药师、职称考试等常见选择题。高职、专

科、本科、自学《内经选读》考试则以上各类题型均有。研究生入学考试中常见选择题、词句解释和论述题。

1. 平息调脉的方法及意义常见简答题。

2. 掌握脉证的阴阳逆从与病证预后的关系常见选择题、简答题。

3. 水肿、黄疸、胃疸三种疾病的诊察要点常见简答题。

4. 区别胃气脉和真脏脉的要点常见选择题。

素问·玉机真藏论（节选）

【考点重点点拨】

1. 掌握"四难"和"四易"的机制、五实和五虚的临床表现及其预后机转

★2. 了解五脏的真脏脉象及与面色诊等合参判断死候的方法

【原文】

黄帝曰：凡治病，察其形气色泽，脉之盛衰，病之新故，乃治之，无后其时。形气相得①，谓之可治；色泽以浮②，谓之易已；脉从四时，谓之可治；脉弱以滑③，是有胃气，命曰易治，取之以时④。形气相失⑤，谓之难治；色夭不泽，谓之难已；脉实以坚，谓之益甚；脉逆四时，为不可治。必察四难，而明告之。

【词句解释】

①形气相得：马莳注："气盛形盛，气虚形虚，谓之相得，其病可治。"形，指人体形貌之肥瘦刚脆。气，言脏腑气血之功能强弱。

②色泽以浮：颜色明润。泽，润泽。浮，明亮。

③脉弱以滑：脉象柔和有力。脉弱，相对于下文"脉实"而言，指脉来柔和而不实。滑，滑利流畅。

④取之以时：谓根据不同时令，采用不同的治法。吴崑注："取之以时，如春刺散俞，夏刺络俞，秋刺皮肤，冬刺俞窍于分理之类"。

⑤形气相失：马莳注："若形盛气虚，气盛形虚，谓之相失，则难治矣。"

【图解要点】
"四易""四难"的内容及机制

分类		行气关系	色泽	脉时逆从	脉象特点
四易	表现	形气相得	色泽以浮	脉从四时	脉弱以滑
	机制	身体情况与精神状态相一致，病情单纯，故易治	面色隐隐显露于外，正气不衰，神气尚存，故易治	脉与四时相应，天人和谐，故易治	脉来柔和，流利，脉有胃气，故易治
四难	表现	形气相失	色夭不泽	脉逆四时	脉实以坚
	机制	身体情况与精神状态不一致，病情复杂，故易治	面色晦暗无泽，正气已衰，邪气深重，故易治	脉与四时不相应，正气衰败，故易治	脉来坚硬不柔和，脉无胃气，真脏脉现

【结语】

诊治疾病时，必须全面观察人的形体、神气、色泽、脉象等各种征象，并总结为"四难"和"四易"，作为判断疾病预后的依据。四易，即四种预后较好，易于治疗的病情；四难，即四种预后差，难以治疗的病情。对易治病证，要"取之以时"，及早采取相应的治疗措施，以免贻误病情，失去良机；对难治病证，要有实事求是态度，明确告之病家，以便取得医患更好地配合。

【原文】

黄帝曰：余闻虚实以决死生，愿闻其情。岐伯曰：五实死，五虚死。帝曰：愿闻五实五虚。岐伯曰：<u>脉盛、皮热、腹胀、前后不通、闷瞀，此为五实；脉细、皮寒、气少、泄利前后、饮食不入，此为五虚</u>。帝曰：其时有生者何也？岐伯曰：<u>浆粥入胃，泄注止，则虚者活①</u>；<u>身汗得后利，则实者活②</u>。此其候也。

【词句解释】

①浆粥入胃，泄注止，则虚者活：五脏之气，由胃气资生，病重之时，若饮食得入，泄泻得止，是胃气来复的表现，预示五虚证有转好之机。

②身汗得后利，则实者活：实证治疗当用泻法，身汗解表邪，后利去里邪，邪去则正安，预示五实证有转好之机。

【图解要点】

★五虚、五实证的症状、预后及其转机

分类	机制	主要表现	预后	转机
五实	心气实	脉盛	较差	身汗得后利
	肺气实	皮热		
	脾气实	腹胀		
	肾气实	前后不通		
	肝气实	闷瞀		
五虚	心气虚	脉细	较差	浆粥入胃，泄注止
	肺气虚	皮寒		
	肝气虚	气少		
	肾气虚	泄利前后		
	脾气虚	饮食不入		

【结语】

因五实是五脏邪盛之证，《内经》认为邪入五脏，为病情危重的阶段，一方面病位较深，病程较长。另一方面脏气受损，处于邪盛正衰，无力抗邪外出的状态。而五虚为脏气衰败之候，虚不受补，此时虽补养亦无济于事。故五实证五虚证预后较差，而有"五实死，五虚死"的说法。当然，但五虚死，五实死并非是绝对的，在一定条件下，尚有治愈之机。条件是五实证邪是否有出路，五虚证胃气是否来复，肾气是否固摄。

思考题

1. 对"四难"和"四易"的病机如何理解。
2. 如何判别疾病的难治和易治？
3. 阐述五实与五虚的发病机制。
4. 为什么说"五实死，五虚死"？

复习技巧点拨

本章内容考试时以选择题、填空题、词句解释、简答题为主。全国性的各类资格考试，如执业药师、职称考试等常见选择题。高职、专科、本科、自学《内经选读》考试则以上各类题型均有。研究生入学考试中常见选择题、词句解释和论述题。

1. "四难"和"四易"的机理常出选择题、简答题。

2. 五实和五虚的临床表现及其预后机转常出简答题、论述题。

素问·五藏生成（节选）

【考点重点点拨】

了解五脏"生""死"之面部气色以及诊察五脏之色的要点

【原文】

五藏之气，故色见青如草兹①者死，黄如枳实者死，黑如炲②者死，赤如衃血③者死，白如枯骨者死，此五色之见死也。青如翠羽者生，赤如鸡冠者生，黄如蟹腹者生，白如豕膏者生，黑如乌羽者生，此五色之见生也。生于心，如以缟裹朱④；生于肺，如以缟裹红⑤；生于肝，如以缟裹绀⑥，生于脾，如以缟裹瓜蒌实⑦；生于肾，如以缟裹紫⑧；此五藏所生之外荣也。

【词句解释】

①草兹：以草所做的蓐席，其色青白干枯。

②炲（tái 台）：烟气凝成的黑灰，其色黑黄，晦暗无光。

③衃血：即死血，其色红黑。衃，《说文》："凝血也"。

④以缟裹朱：白里隐红，既有光泽，又含蓄不露。缟，白色之绢。朱，即朱砂，深红色。

⑤以缟裹红：外以缟裹，外白而隐浅红色也。红，此指浅红色。

⑥绀：青而带红色。

⑦瓜蒌实：药名。色黄。

⑧紫：此指紫色的丝织物。

【图解要点】

1. 五脏主色及其预后

	五脏	五色	生色	死色
五脏主色	肝	青	如翠羽，以缟裹绀	如草兹
	心	赤	如鸡冠，以缟裹朱	如衃血
	脾	黄	如蟹腹，以缟裹瓜蒌实	如枳实
	肺	白	如豕膏，以缟裹红	如枯骨
	肾	黑	如乌羽，以缟裹紫	如炲

2. 诊察五脏之色的要点

（1）红黄隐隐，明润含蓄——五脏精气盛——生

（2）枯槁晦暗，没有光泽——五脏精气盛——死

【结语】

本节论述了五脏"生"、"死"之面部气色，反应五脏精气的盛衰情况，强调诊察五脏之色的要点是：凡是红黄隐隐，明润含蓄的面色是生色，凡是枯槁晦暗，没有光泽的的面色是死色。

思考题

五脏"生""死"之面部气色有哪些？诊察五脏之色的要点是什么？

复习技巧点拨

本章内容考试时五脏主色及其预后及诊察五脏之色的要点以选择题为主。

素问·五藏别论（节选）

【考点重点点拨】

熟悉气口独为五脏主的原理

【原文】

帝曰：气口①何以独为五藏主？岐伯曰：胃者，水谷之海，六府之

大源也。五味入口，藏于胃，以养五藏气，气口亦太阴也。是以五藏六府之气味，皆出于胃，变见于气口②，故五气入鼻，藏于心肺。心肺有病，而鼻为之不利也。

凡治病，必察其下③，适其脉，观其志意，与其病也。拘于鬼神者，不可与言至德④，恶于针石者，不可与言至巧⑤，病不许治者，病必不治，治之无功矣。

【词句解释】

①气口：指腕部桡骨内侧脉动之处，切脉的部位，又称脉口、寸口。张介宾注："气口之义，其名有三：手太阴肺，肺经脉也，肺主气，气之盛衰见于此，故曰气口；肺朝百脉，脉之大会聚于此，故曰脉口；脉出太渊，其长一寸九分，故曰寸口。是名虽三，其实则一耳。"

②变见于气口：指脏腑接受水谷精微的情况，即其功能状态，均可通过气血变化而表现在气口。

③必察其下：必须察问二便情况。又，《太素》作"必察其上下"，可参。

④至德：医学道理至真至善，是为至德。

⑤至巧：言针石治病最为巧妙。

【图解要点】

★ "气口独为五脏主"的原理

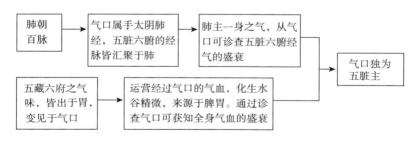

【结语】

胃为五脏六腑之源，脾胃运化精微经肺而布散营养全身，肺经起于中焦脾胃；肺主气司呼吸，肺朝百脉，全身百脉的气血皆朝会于肺，以吸收自然清气，吐故纳新，寸口部位是手太阴肺经的动脉，故能在肺经寸口部位诊察五脏疾病。

文中还强调了全面诊察的重要性。除诊脉之外，周身上下症状体征，以及病人的精神情志变化等，医生必须全面掌握，方能进行正确的诊治。特别告诫不可拘于鬼神，要破除迷信，相信科学，患病要积极接受治疗，运用医学科学的方法是治愈疾病的唯一途径。

思考题

"气口独为五脏主"的原理是什么？

复习技巧点拨

本章从气口与五脏的关系来理解"气口独为五脏主"的原理。本章内容考试时以选择题、简答题为主。全国性的各类资格考试，如执业药师、职称考试等常见选择题。高职、专科、本科、自学《内经选读》考试以上各题型都有。

素问·疏五过论（节选）

【考点重点点拨】

了解医者诊病必须遵循的"四德"及其现实意义；了解"治病之道，气内为宝"，"守数据治，无失俞理"的含义

【原文】

故曰：圣人之治病也，必知天地阴阳，四时经纪，五藏六府，雌雄表里，刺灸砭石，毒药所主，从容人事①，以明经道②，贵贱贫富，各异品理③，问年少长，勇怯④之理，审于分部⑤，知病本始，八正九候⑥，诊必副⑦矣。治病之道，气内为宝⑧，循求其理，求之不得，过在表里。守数据治⑨，无失俞理⑩，能行此术，终身不殆。不知俞理，五藏菀熟⑪，痈发六府。诊病不审，是谓失常，谨守此治，与经⑫相明，上经下经，揆度阴阳，奇恒五中⑬，决以明堂⑭，审于终始⑮，可以横行。

【词句解释】

①从容人事：从容不迫、耐心细致地了解患者的人情事理。

②经道：指诊治疾病的常规。经，常也；道，规律。

③各异品理：贫富贵贱，各有不同的品行习惯、心理特性。

④勇怯：勇敢与怯懦，是体质强弱的内涵之一。

⑤分部：五脏在面部的色诊分部。

⑥八正九候：八正，指八个节气，即冬至、夏至、春分、秋分、立春、立夏、立秋、立冬；九候，指脉诊三部九候。

⑦副：相称，相符合。

⑧气内为宝：气内，体内精气；宝，重要，关键。诊治疾病，要重视体内精气强弱。

⑨守数据治：数，指表里阴阳、脏腑经络等，均有其生理常数；守，遵守；据治，根据有关常数和常规进行治疗。

⑩俞理：吴崑注："穴俞所治之旨也"。

⑪五藏菀熟：言五脏郁热。菀，同郁；熟，疑"热"之误。

⑫经：此指古典医经所阐明的道理。

⑬上经下经，揆度阴阳，奇恒五中：据考证，《上经》《下经》《揆度》《阴明》《奇恒》《五中》，均为古代医经，惜已亡佚。

⑭明堂：面部诊法以鼻为明堂，此泛指面部色诊。

⑮终始：疾病发生、发展的全过程。

【图解要点】

医者诊病的"四德"及其治病原则

诊病"四德"
- ①必知天地阴阳，四时经纪
- ②五藏六府，雌雄表里，刺灸砭石，毒药所主
- ③从容人事，以明经道
- ④审于分部，知病本始，八正九候，诊必副矣

治病原则
- ①治病之道，气内为宝
- ②守数据治、无失俞理

【结语】

本节提出诊病"四德"。要求医生必须必须掌握基本医学知识，熟练运用各种诊疗技术，细致观察病人色泽、脉象变化，了解病变的过程，深入探求疾病本源，如此诊断才能准确无误。反复强调为医者需上

通天文，下知地理，了解"人事"，其中包括社会知识、贵贱贫富、性情品类、喜怒哀乐以及长幼勇怯等，只有这样，才能把握病因病机。本文提出了一种先进的医学模式，即社会—心理—医学模式。《内经》认为，人和自然及所处的社会环境的关系非常密切，医生在诊治疾病的过程中也要密切注意自然环境和社会环境对人的影响。

本节提出了治病原则。疾病是正邪相争的表现，正胜邪则病退，邪胜正则病进，故治疗时必须掌握精气的盛衰，注意保护元气。领悟医经要旨，依据藏象、阴阳五行、经络俞穴主治等理论，遵循治则治法，辨证施治，才能取得良好疗效。

复习技巧点拨

本章内容考试时以选择题、简答题为主。全国性的各类资格考试，如执业药师、职称考试等常见选择题。高职、专科、本科、自学《内经选读》考试以上各题型都有。

灵枢·师传（节选）

【考点重点点拨】

了解"临病人问所便"的意义

【原文】

黄帝曰：顺之奈何？岐伯曰：入国问俗，入家问讳①，上堂②问礼，临病人问所便③。黄帝曰：便病人奈何？岐伯曰：夫中热消瘅④则便寒，寒中⑤之属则便热。胃中热，则消谷，令人县心⑥善饥，脐以上皮热；肠中热，则出黄如糜⑦，脐以下皮寒⑧。胃中寒，则腹胀，肠中寒，则肠鸣飧泄。胃中寒，肠中热，则胀而且泄；胃中热，肠中寒，则疾饥，小腹痛胀。

【词句解释】

①入家问讳：张介宾注："讳者，忌也。人情有好恶之偏，词色有嫌疑之避，犯之者取憎，取憎则不相合，故入家当问讳。"讳，指所忌讳、隐讳的事或物。

②堂：古代宫室，前为堂，后为室。

③临病人问所便：指了解病人的喜恶得宜。张介宾注："便者，相宜也。有居处之宜否，有动静之宜否，有阴阳之宜否，有寒热之宜否，有性情之宜否，有气味之宜否，临病人而失其宜，施治必相左矣。"

④消瘅：即消渴，表现为多饮、多食、多尿、消瘦等。瘅，热也。

⑤寒中：内寒。

⑥县心：胃脘空虚的感觉。县，同悬。

⑦出黄如糜：指粪便如黄色的稀粥样。糜，如粥样物也。

⑧寒：《医学纲目·治寒热法》改为"热"。其注云："肠居脐下，故肠热则脐以下热。"饥：《太素》《甲乙经》均为"饮"。

【图解要点】

临病人问所便的方法

问病人所便	症状	病性	病位	病机
便寒（喜寒）	消谷，悬心善饥，脐以上皮热	热	胃	胃热藩灼
	出黄如糜，脐以下皮寒		肠	大肠湿热
便热（喜热）	腹胀	寒	胃	胃中虚寒
	肠鸣飧泄		肠	寒凝大肠
便寒或偏热	胀而且泄	寒热错杂	胃肠	胃热肠寒
	疾饥，小腹痛胀			胃寒肠热

【结语】

论述"临病人问所便"诊法内容。所谓"便"，主要是指患者病中喜恶。内脏病变表现于外，除医生察知的症状外，还表现在饮食起居方面的喜恶变化，须通过问诊而得，从而判断其病变部位，寒热性质，有助临床分析病机，并据此对病人施以相宜调理。

思考题

举例说明"临病人问所便"的方法。

复习技巧点拨

本章内容考试时以选择题、简答题为主。全国性的各类资格考试，如执业药师、职称考试等常见选择题。高职、专科、本科、自学《内经选读》考试以上各题型都有。

巩固与练习

一、选择题

（一）A 型题

1. 据《素问·脉要精微论》，"背曲肩随"标志（　　　）

　　A. 肾将惫　　　　　　　B. 府将坏

　　C. 精神将夺　　　　　　D. 骨将惫

2. 以下何色为《素问·脉要精微论》所说的"不欲如"之色（　　　）

　　A. 白裹朱　　　　B. 盐　　　　　　C. 重漆色

　　D. 罗裹雄黄　　　E. 苍璧

3.《素问·脉要精微论》"言而微，终日乃复言者"是何脏失守？（　　　）

　　A. 心　　　　　　B. 肝　　　　　　C. 肺

　　D. 脾　　　　　　E. 肾

（二）B 型题

　　A. 精明之府　　　B. 胸中之府　　　C. 筋之府

　　D. 髓之府　　　　E. 肾之府

4.《素问·脉要精微论》认为"头"是（　　　）

5.《素问·脉要精微论》认为"屈伸不能，行则偻附"是哪个府的衰竭？（　　　）

（三）X 型题

6. 据《素问·脉要精微论》，五脏失强的临床表现有（　　　）

　　A. 不能久立，行则振掉　　　　　B. 头倾视深

　　C. 转摇不能　　　　　　　　　　D. 背曲肩随

　　E. 屈伸不能，行则偻附

二、填空题

1.《素问·脉要精微论》说："夫脉者，_____之府也。长则

_____，短则_____。"

2. 《素问·玉机真藏论》："脉盛、皮热、_____、_____、_____，此谓五实。脉细、皮寒、_____、_____、_____，此谓五虚。"

三、名词解释

1. 四变之动，脉与之上下
2. 闰以太息
3. 四易四难

四、简答题

1. 结合《素问·脉要精微论》，谈谈如何理解"持脉有道，虚静为保"？

2. 请根据《素问·玉机真藏论》列出"五虚证"的表现，阐述其病机及"虚者活"的表现和机理。

五、论述题

结合《素问·脉要精微论》简述"诊法常以平旦"的原理。

参考答案

一、选择题

1. B　2. B　3. C　4. A　5. C　6. ABCDE

二、填空题

1. 血　气治　气病
2. 腹胀　前后不通　闷瞀，气少　泄利前后　饮食不入

三、名词解释

1. 四变之动，脉与之上下：人与天地相参，春夏秋冬四季气候的变动，脉象也随之发生相应变化。上下，指脉象的波动。

2. 闰以太息：闰，余也。"闰以太息"，是指在呼吸停顿之时，脉又多跳动了一次，也即一息脉动五次。

3. 四易四难："四易"是：形气相得、色泽以浮、脉弱以滑、脉

从四时；"四难"是：形气相失、色夭不泽、脉实以坚、脉逆四时。其临床意义是强调全面诊察、综合分析，以正确的诊断，判断病证预后和治疗的难易。

四、简答题

1. 结合《素问·脉要精微论》，谈谈如何理解"持脉有道，虚静为保"？

虚静，清虚安静。保，通宝，重要。此句言诊脉时保持清虚宁静的状态是至关重要的法则。说明两方面含义：一是诊脉时医生应清虚安静，排除杂念，全神贯注，这样才能辨别出复杂的脉象；二是诊脉时患者应清虚安静，避免外界刺激对患者的干扰，这样才能反映出真实的脉象。

2. 请根据《素问·玉机真藏论》列出"五虚证"的表现，阐述其病机及"虚者活"的表现和机理。

答：①五虚：脉细、皮寒、气少、泄利前后、饮食不入。②五虚的机理：心气虚则脉细，肺气虚则皮寒，肝气虚则气少乏力，肾气虚则二便不禁，脾气虚则不欲饮食。③虚者活的微象：浆粥入胃，泄注止。④虚者活的机理：脾胃得到补益，胃气来复。

五、论述题

结合《素问·脉要精微论》简述"诊法常以平旦"的原理。

《素问·脉要精微论》中说："诊法常以平旦，阴气未动，阳气未散，饮食未进，经脉未盛，络脉调匀，气血未乱，故乃可诊有过之脉。"此段原文明确指出诊病的时间以平旦为宜。因为平旦之时，病人未做剧烈的运动，未进饮食，气血平静，脉象不受环境及其他外界因素的影响，因而能如实地反映出脏腑经络气血的盛衰状况，此时诊病有利于对疾病的正确诊断。但从临床实际来看，诊病都要求平旦是不可能的。因此其精神实质在于强调诊脉时必须让病人安静，尽量排除非疾病因素对患者的影响，以获得准确的病情资料，对疾病做出正确的诊断。

第九单元 异法方宜

素问·异法方宜论

【考点重点点拨】

★1. 掌握因地制宜、同病异治的治则

2. 五方之域的特征

【原文】

黄帝问曰：医之治病也，一病而治各不同，皆愈何也？岐伯对曰：地势使然也。故东方之域，天地之所始生也。鱼盐之地，海滨傍水，其民食鱼而嗜咸，皆安其处，美其食。鱼者使人热中，盐者胜血①，故其民皆黑色疏理，其病皆为痈疡，其治宜砭石。故砭石者，亦从东方来。

西方者，金玉之域②，沙石之处，天地之所收引③也。其民陵居④而多风，水土刚强，其民不衣而褐荐⑤，其民华食⑥而脂肥，故邪不能伤其形体，其病生于内，其治宜毒药⑦。故毒药者，亦从西方来。

北方者，天地所闭藏之域⑧也。其地高陵居，风寒冰冽，其民乐野处而乳食，藏寒生满病，其治宜灸焫⑨。故灸焫者，亦从北方来。

南方者，天地所长养，阳之所盛处也。其地下，水土弱，雾露之所聚也。其民嗜酸而食胕⑩，故其民皆致理而赤色，其病挛痹⑪，其治宜微针。故九针⑫者，亦从南方来。

中央者，其地平以湿，天地所以生万物也众。其民食杂而不劳，故其病多痿厥寒热，其治宜导引按蹻。故导引按蹻者，亦从中央出也。

故圣人杂合以治⑬，各得其所宜。故治所以异而病皆愈者，得病之情，知治之大体也。

【词句解释】

①盐者胜血：从五行关系言，盐味咸，入肾，属水。血由心主，属火。故盐胜血，即水克火。从《内经》理论言，食咸令人渴，故盐者胜血。《素问·宝命全形论篇》云："盐之味咸"，《灵枢·五味》曰："咸走血，多食之令人渴"，张介宾注："食咸者渴，胜血之征也"。

②金玉之域：泛指盛产金玉的地区，遍地砂石。张介宾注："地之刚在西方，故多金玉砂石。"

③天地之所收引：自然界收敛凝聚之气所在处。喻秋季之气象。张介宾注："然天地之气，自西而降，故为天地之收引，而在时则应秋。"

④陵居：依丘陵而居住。

⑤褐荐：穿粗布，铺草席。《说文·衣部》："褐，粗衣"。荐，即草席。

⑥华食：鲜美酥酪骨肉之类的食品。

⑦毒药：泛指治病的药物。张介宾注："毒药者，总括药饵而言，凡能除病者，皆可称为毒药。"

⑧天地所闭藏之域：自然界封闭固藏之气所在的地区。马莳注："天地严凝之气盛于方，故北方者，天地闭藏之域也。"

⑨灸焫：用艾火烧灼，或火针、火罐治病的方法。姚止菴注："灸，艾灼。焫，火针、火罐之类也。"

⑩食胕（fū 腐）：以经过发酵制成的鱼肉、豉酱之类物品为主食。胕，同腐。

⑪挛痹：筋脉拘挛，骨节麻痹疼痛类疾病。张介宾注："嗜酸者收，食胕者湿，故其民致理而挛痹。挛痹者，湿热盛而病在筋骨也。"

⑫九针：古代用以治病的针具。即《灵枢·九针十二原》所载之镵针、员针、提针、锋针、铍针、员利针、毫针、长针、大针。

⑬杂合以治：根据五方病人及其所患疾病不同，综合五方各种治疗手段或方法予以治疗。

【图解要点】
异法方宜

五方	地势特点	生活习惯	体质类型	易患疾病	治疗方法
东	天地之所始生也。鱼盐之地，海滨傍水	其民食鱼而嗜咸，皆安其处，美其食	鱼者使人热中，盐者胜血，故其民皆黑色疏理	痈疡	砭石
西	金玉之域，沙石之处，天地之所收引也	其民陵居而多风，水土刚强，其民不衣而褐荐。其民华食	脂肥，故邪不能伤其形体	内伤病	毒药
北	天地所闭藏之域也。其地高陵居，风寒冰冽	其民乐野处而乳食	藏寒	满病	灸焫
南	天地所长养，阳之所盛处也。其地下，水土弱，雾露之所聚也	其民嗜酸而食胕	其民皆致理而赤色	挛痹	微针
中	其地平以湿，天地所以生万物也众	其民食杂而不劳	身体柔弱	痿厥寒热	导引按蹻

【结语】

本篇从治疗学角度讨论、创立"因地制宜、因人制宜"的治疗原则，是现代中医临床治疗必须遵循的重要原则之一。

本篇提出了"一病而治各不同，皆愈"是因为"地势使然也"的道理。与《素问·病能论》和《五常政大论》提出的"同病异治"概念，可以互相补充。

本篇所论内容与近代气候区划思想、医学地理学思想，有许多通应之处。即使在医学、科学如此发达的现代，《内经》的这些理论并不过时。

思考题

根据文中五方的地域特点，谈谈异法方宜的道理。

复习技巧点拨

本章内容考试时以选择题、填空题、词句解释为主。全国性的各类资格考试，如执业药师、职称考试等常见选择题。高职、专科、本科、自学《内经选读》考试则以上各类题型均有。研究生入学考试关于"因地制宜、因人制宜"治疗原则的认识，常见于论述题。

素问·阴阳应象大论（节选）

【考点重点点拨】

★掌握疾病轻重，形虚、精虚，因势利导，邪实，阴阳虚衰病变，气血虚实的不同治则

【原文】

故曰：病之始起也，可刺而已；其盛，可待衰而已。故因其轻而扬之①，因其重而减之，因其衰而彰之②。形不足者，温之以气；精不足者，补之以味③。其高者，因而越之④；其下者，引而竭之⑤；中满者，写之于内⑥。其有邪者，渍形以为汗⑦；其在皮者，汗而发之；其慓悍者，按而收之⑧；其实者，散而写之。审其阴阳，以别柔刚，阳病治阴，阴病治阳。定其血气，各守其乡。血实宜决之⑨，气虚宜掣引之⑩。

【词句解释】

①因其轻而扬之：病邪轻浅的病证，当用质轻而升散的药剂或方法治疗，以驱邪外出。

②因其衰而彰之：气血虚衰的病证，要用补益的方法，使气血充盛而彰显。

③形不足者，温之以气；精不足者，补之以味：形体虚弱者，需用益气的方药予以温补；阴精不足的病证，当用味厚的药食进行滋养。

④其高者，因而越之：病位高，邪在上焦时，应因势利导，运用升散、涌吐的方药治之。

⑤其下者，引而竭之：病位低，邪在下焦者，亦当因势利导，运用荡涤、疏利的方药引导邪气从下而去。

⑥中满者，写之于内：对中焦胀满的病证，以消导的方药，使积滞消除于内。

⑦渍形以为汗：用汤液浸渍、熏蒸形体肌肤，使其出汗。

⑧其慓悍者，按而收之：对病势急猛的患者，医工需迅速采取措施，制伏病势。按，作"察"解。

⑨血实宜决之：血分邪气壅盛，血行不畅而淤滞者，治疗宜疏通脉道，常以针刺破血或以药物活血通淤。决，即开凿壅塞。

⑩气虚宜掣（chè 彻）引之：掣引，即指补气升提之法。

【图解要点】

效法阴阳理论确定治疗原则

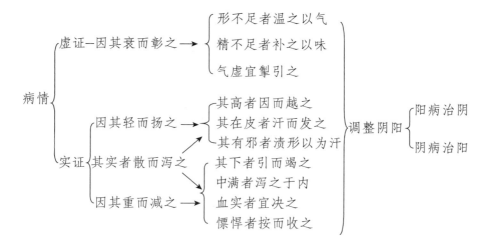

【结语】

首先针刺要掌握时机，其次治病要辨别病之轻重，分别采用宣散解表、攻下逐邪之法；辨别形虚和精亏，选择温补阳气或填补真精的治法；辨别病在上、中、下的不同部位，运用因势利导的治则，分别采用涌吐、消导、攻泻等方法；辨别邪实的不同情况，在表用汗法，入里用泻法，急而猛者宜及时制伏病势；辨别病之阴阳不同，从相对的一方治之；辨别气血之虚实，分别以放血、升提补气法治之。

思考题

如何理解《内经》因势利导原则？

复习技巧点拨

本章内容考试时以选择题、填空题、词句解释、简答题为主。全国性的各类资格考试，如执业药师、职称考试等常见选择题。高职、专科、本科、自学《内经选读》考试则以上各类题型均有。研究生入学考试见于词句解释、论述题，尤以词句解释多见。

素问·汤液醪醴论（节选）

【考点重点点拨】

★1. 掌握神不使的概念和机制

★2. 熟悉标本不得，邪气不服的含义及其临床意义

【原文】

帝曰：上古圣人作汤液醪醴，为而不用，何也？岐伯曰：自古圣人之作汤液醪醴者，以为备耳。夫上古作汤液，故为而弗服也。中古之世，道德稍衰，邪气时至，服之万全。帝曰：今之世不必已何也？岐伯曰：当今之世，必齐毒药攻其中，镵石针艾治其外也。

帝曰：形弊血尽而功不立者何？岐伯曰：神不使①也。帝曰：何谓神不使？岐伯曰：针石，道也。精神进，志意治，故病可愈。今精坏神去，荣卫不可复收。何者？嗜欲无穷，而忧患不止，精气弛坏，荣泣卫除，故神去之而病不愈也。

帝曰：夫病之始生也，极微极精，必先入结于皮肤。今良工皆称曰病成，名曰逆，则针石不能治，良药不能及也。今良工皆得其法，守其数，亲戚兄弟远近，音声日闻于耳，五色日见于目，而病不愈者，亦何暇不早乎？岐伯曰：病为本，工为标②，标本不得，邪气不服，此之谓也。

【词句解释】

①★神不使：神，神机。神机是人体脏腑气血的功能作用，是机体对内对外的调节功能，能对各种治疗措施作出反应。神机是根于机体内部的一种特殊功能，既能调节人体的生理功能，又能抵御病邪。医生的各种治疗措施通过神机才能发挥治疗作用。"使"，作用；"神不使"，即神机衰败，不能对针灸、药物等治疗措施作出反应，以致药物、针石不能发挥治疗作用，而病不愈。

②病为本，工为标：患者的神机为本，医工的治疗措施和方法为标，如果患者体内的神机衰败，则不能使医工的治疗措施和方法发挥应有的作用。

【图解要点】

1. 神不使的机制

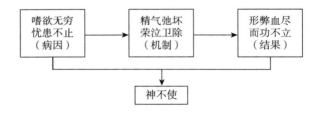

2. 神机与疗效有密切的关系

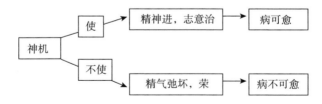

3. 标本相得与否与疗效的关系

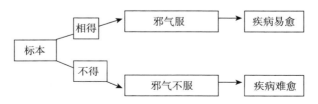

【结语】

本节原文揭示了"神不使"的机制以及神机与疗效有密切的关系。强调神机决定疗效，神机可使则病可治，神机不使则病不可治。患者的神机为本，医工的治疗措施和方法为标，"标本"的"得"与"不得"，其关键在于神机的盛衰状态。提示临床治病当时时关注患者之神机盛衰，以准确判断疗效和预后。

思考题

"神不使"的原理是什么？

复习技巧点拨

本章内容考试时以选择题、填空题、词句解释为主。全国性的各类资格考试，如执业药师、职称考试等常见选择题。高职、专科、本科、自学《内经选读》考试则以上各类题型均有。研究生入学考试常见于词句解释、论述题。

素问·藏气法时论（节选）

【考点重点点拨】

理解治病以毒药攻邪以五味所宜调养善后的原则

【原文】

毒药攻邪，五谷①为养，五果②为助，五畜③为益，五菜④为充，气味合而服之，以补精益气。此五者，有辛酸甘苦咸，各有所利，或散或收，或缓或急，或坚或软，四时五藏，病随五味所宜也。

【词句解释】

①五谷：王冰注："谓粳米、小豆、麦、大豆、黄黍也"。

②五果：王冰注："谓桃、李、杏、栗、枣也"。

③五畜：王冰注："谓牛、羊、豕、犬、鸡也"。

④五菜：王冰注："谓葵、藿、薤、葱、韭也"。

【图解要点】

五味四（五）时五脏关系

五味	五谷	五果	五畜	五菜	五脏	季节
酸	麻	李	犬	韭	肝	春
苦	麦	杏	羊	薤	心	夏
甘	粳米	枣	牛	葵	脾	长夏
辛	黄黍	桃	鸡	葱	肺	秋
咸	大豆	栗	猪	藿	肾	冬

【结语】

本篇根据四时五行变化规律，论述了药食五味的调治原则和意义。五谷、五果、五畜、五菜等药食有五味，五味分属四（五）时、五脏，药食气味在治病中各有不同的作用。五谷、五果、五畜、五菜等既是维持人类生命过程不可缺少的食品，又是驱逐邪气治疗疾病的药品。既能分别补益不同的脏气，又能共同作用，增强正气，驱除邪气，促进康复。五味分别归属四（五）时五脏，所以选择应用，要根据春、夏、（长夏）、秋、冬季节不同，五脏之气偏盛、偏衰、以及苦、欲等具体情况，以其所宜而用之。

思考题

如何理解"四时五藏，病随五味所宜"？

复习技巧点拨

本章内容考试时以选择题为主。全国性的各类资格考试，如执业药师、职称考试等常见选择题。高职、专科、本科、自学《内经选读》考试多以选择题形式出现。研究生入学考试非考试重点。

素问·标本病传论（节选）

【考点重点点拨】

★1. 掌握治分标本的重要性，以及标本先后缓急的临床应用

★2. 掌握间者并行，甚者独行的概念和方法

【原文】

黄帝问曰：病有标本①，刺有逆从②，奈何？岐伯对曰：凡刺之方，必别阴阳，前后相应，逆从得施，标本相移③，故曰：有其在标而求之于标，有其在本而求之于本，有其在本而求之于标，有其在标而求之于本，故治有取标而得者，有取本而得者，有逆取而得者，有从取而得者，故知逆与从，正行无问④，知标本者，万举万当，不知标本，是谓妄行。

【词句解释】

①标本：标本是一个相对的概念，在中医学中标本所指的范围甚广。本篇中标本主要是对疾病之先后主次而言。王冰注："本，先病。标，后病。"

②刺有逆从：针刺治病有逆治、从治之别。逆治：病在本而治标，病在标而治本。从治：病在本而治本，病在标而治标。《类经·标本类·四》注："逆者，谓病在本而刺其标，病在标而刺其本。从者，病在本而刺其本，病在标而刺其标。"

③标本相移：治病时对本病和标病治疗的先后或逆从，是可以互相转移的。即先治标还是先治本不是固定不变的，急则治其标，缓则治其本，应视具体情况而定。

④正行无问：正确的治疗行为，没有疑问。

【图解要点】

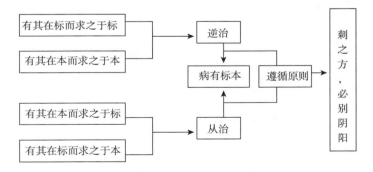

【原文】

夫阴阳、逆从、标本之为道也，小而大，言一而知百病之害，少而

多，浅而博，可以言一而知百也。以浅而知深，察近而知远，言标与本，易而勿及。

治反为逆，治得为从①。先病而后逆者治其本，先逆而后病者治其本，先寒而后生病者治其本，先病而后生寒者治其本，先热而后生病者治其本，先热而后生中满者治其标，先病而后泄者治其本，先泄而后生他病者治其本，必且调之，乃治其他病，先病而后先中满者治其标，先中满而后烦心者治其本。人有客气，有同气②。小大不利治其标，小大利治其本。病发而有余，本而标之，先治其本，后治其标；病发而不足，标而本之，先治其标，后治其本。谨察间甚，以意调之，间者并行，甚者独行③。先小大不利而后生病者治其本。

【词句解释】

①治反为逆，治得为从：治疗违反阴阳、逆从、标本之理，则为治之逆；符合阴阳、逆从、标本之理，则为治之顺，即从。此逆从言治疗效果之成败，非逆治从治之谓。

②有客气，有同气：《新校正》："按全元起本，'同'作'固'。"当从。人体内存在着客气和固气。客气，新感外邪，外邪在身犹客之在舍，故曰客气。固气，人体内既有的邪气。固气导致的病为本病，客气导致的病为标病。

③间者并行，甚者独行：病证轻浅者，标本兼治。病证急重者，标本单独施治，或治本，或治标，以求治之精专，增强疗效。间，病轻。

【图解要点】

标本治法理论的临床应用

标本治法	具体运用	机制
先治本病	先病而后逆者治其本	标根于本，病本能除，标亦随之而解。所谓"治病必求于本"，是治疗中的根本大法
	先逆而后病者治其本	
	先寒而后生病者治其本	
	先病而后生寒者治其本	
	先热而后生病者治其本	
	先病而后泄者治其本	
	先泄而后生他病者治其本	

续表

标本治法	具体运用	机制
先治本病	先中满而后烦心者治其本	标根于本，病本能除，标亦随之而解。所谓"治病必求于本"，是治疗中的根本大法
	小大利治其本	
	先小大不利而后生病者治其本	
急则治标	先热而后生中满者治其标	标病将要危急生命，或在诸多病理矛盾中，标病成为突出的重要矛盾时，当先治标
	先病而后先中满者治其标	
	小大不利治其标	
标本先后	病发而有余，本而标之，先治其本，后治其标	要根据病证虚实确定标本先后治则，具体问题具体分析，不要墨守成规
	病发而不足，标而本之，先治其标，后治其本	

【结语】

本篇为我们充分展示了灵活使用标本治则的种种范例，对今天的临床实践颇多启迪，从中我们再一次体味经文所示"言标与本，易而勿及"的深刻含义。

思考题

治分标本的重要性以及标本先后缓急的临床应用。

复习技巧点拨

本章内容考试时以选择题、填空题、词句解释为主。全国性的各类资格考试，如执业药师、职称考试等常见选择题。高职、专科、本科、自学《内经选读》考试则以上各类题型均有。研究生入学考试常见于词句解释、论述题。

素问·五常政大论（节选）

【考点重点点拨】

1. 理解人体体质、病位与用药的关系
2. 熟悉用药基本法度及饮食调养的作用

【原文】

能毒①者以厚药，不胜毒者以薄药，此之谓也。气反者②，病在上取之下，病在下取之上，病在中傍取之③。治热以寒，温而行之；治寒以热，凉而行之；治温以清，冷而行之；治清以温，热而行之④。（《素问·五常政大论》）

病有久新，方有大小，有毒无毒，固宜常制⑤矣。大毒治病，十去其六；常毒治病，十去其七；小毒治病，十去其八；无毒治病，十去其九，谷肉果菜，食养尽之⑥，无使过之，伤其正也。不尽，行复如法⑦。

【词句解释】

①能（nài 耐）毒：耐受气猛味厚作用峻猛的药物。

②气反者：病情标本违反常态者。

③病在上取之下……病在中傍取之：对病情标本不同，气反常态的患者采用的治疗法则：病在上部，取治于下部；病在下部，取治于上部；病在中部，取治于旁（傍）侧。王冰注："下取，谓寒逆于下，而热攻于上，不利于下，气盈于上，则温下以调之。上取，谓寒积于下，温之不去，阳藏不足，则补其阳也。傍取，谓气并于左，则药熨其右，气并于右，则熨其左以和之，必随寒热为适。"

④治热以寒……热而行之：论治气反者的服药方法，治热病用寒药，待温时服用；治寒病用热药，待凉时服用；治温病用凉药，待冷时服用；治凉病用温药，应热时服用。

⑤有毒无毒，固宜常制：药物气味有浓淡之分，作用有峻缓之别，其制方、服药有常规法则。

⑥谷肉果菜，食养尽之：服药未尽之症，可用谷物、肉食、水果、蔬菜等调养正气以消除之。

⑦行复如法：对邪气不除，病不愈者，继续用药，方法如同上述。

【图解要点】

1. 人体体质、病位与用药的关系

体质	能毒（耐药性强的人）	厚药（气味浓厚、作用较峻猛的药物）
	不胜毒（耐药性差的人）	薄药（气味温和、作用轻缓的药物）

续表

病位	病在上	取之下
	病在下	取之上
	病在中	旁取之

2. 服药方法表

治疗方法	服药方法	释义
治热以寒	温而行之	凉药热服：用寒性药治疗热病，当在汤药温热时服用
治寒以热	凉而行之	热药凉服：用热性药治疗寒病，当在汤药凉后服用
治温以清	冷而行之	凉药冷服：用清凉药治疗温热病，当在汤药冷后服用
治清以温	热而行之	热药热服：用温性药治疗寒性病，当趁汤药热时服用

3. 用药法度表

药物毒性	治愈程度	机制
大毒治病	十去其六	大毒治病易伤正气，故病十去其六，即可改用常毒或小毒药物继续治疗
常毒治病	十去其七	常毒治病也能损伤正气，故病十去其七，即可改用小毒或无毒药物继续治疗
小毒治病	十去其八	小毒治病，当病十去其八，就改为无毒药物或饮食继续调养
无毒治病	十去其九	无毒治病，当病十去其九，就改用饮食继续调养

【结语】

中医药治病的关键是调整机体的生命功能，调动机体主动的驱邪、抗病、康复能力，故用药不要求除邪至尽，强调食疗、食养促使机体正气的自然康复。这一观点对当今临床具有深刻的现实意义。

思考题

1. 人体体质、病位与用药的关系
2. 《素问·五常政大论》用药法度有哪些？

复习技巧点拨

本章内容考试以选择题、填空题、词句解释为主。全国性的各类资格考试，如执业药师、职称考试等常见选择题。高职、专科、本科、自学《内经选读》考试则以上各类题型均有。研究生入学考试常见于论述题。

素问·六元正纪大论（节选）

【考点重点点拨】

了解妇人重身时治疗的注意事项

【原文】

黄帝问曰：妇人重身①，毒之何如？岐伯曰：有故②无殒，亦无殒③也。帝曰：愿闻其故何谓也？岐伯曰：大积大聚，其可犯也，衰其太半而止，过者死。

【词句解释】

①重（chóng 虫）身：妇女怀孕者，以其身中有身，故曰"重身"。

②故：本意为原因；根由。此引申作"病"。

③殒（yǔn 陨）：死；亡；坠落。此作损伤。

【结语】

对于孕妇的治疗，一般禁用峻烈药物。但此规律并非绝对适用，当孕妇所患之病必须用峻烈药物时，就要遵循"有故无殒，亦无殒也"的用药法则。在辨证论治思想指导下，有是证便可用是药，所谓有病则病当之，既不伤胎儿，也不伤母体。但是必须注意《内经》作者的提示："衰其太半而止，过者死"。

思考题

孕妇用药的原则是什么？

复习技巧点拨

本章内容考试以选择题、词句解释为主。全国性的各类资格考试，如执业药师、职称考试等常见选择题。高职、专科、本科、自学《内经选读》考试则以上各类题型均有。研究生入学考试常见于词句解释、论述题。

素问·至真要大论（节选）

【考点重点点拨】

★掌握正治、反治的概念和方法以及虚寒、虚热证的治疗原则

【原文】

寒者热之，热者寒之，微者逆之，甚者从之，坚者削之，客者除之，劳者温之，结者散之，留者攻之，燥者濡之，急者缓之，散者收之，损者温之，逸者行之，惊者平之，上之下之，摩之浴之①，薄之劫之②，开之发之，适事为故③。

帝曰：何谓逆从？岐伯曰：逆者正治④，从者反治⑤，从多从少，观其事也。帝曰：反治何谓？岐伯曰：热因热用，寒因寒用，塞因塞用，通因通用，必伏其所主，而先其所因⑥，其始则同，其终则异⑦，可使破积，可使溃坚，可使气和，可使必已。帝曰：善。气调而得者，何如？岐伯曰：逆之，从之，逆而从之，从而逆之，疏气令调，则其道也。帝曰：善。病之中外⑧何如？岐伯曰：从内之外者调其内；从外之内者治其外；从内之外而盛于外者，先调其内而后治其外；从外之内而盛于内者，先治其外而后调其内；中外不相及则治主病⑨。

帝曰：论言治寒以热，治热以寒，而方士不能废绳墨而更其道也。有病热者，寒之而热；有病寒者，热之而寒。二者皆在，新病复起，奈何治？岐伯曰：诸寒之而热者取之阴，热之而寒者取之阳，所谓求其属⑩也。

【词句解释】

①摩之浴之：按摩、汤液浸渍洗浴治病的方法。

②薄之劫之：用具有侵蚀作用的方药治病谓"薄之"；以作用峻猛的方药劫夺邪气的治病方法谓"劫之"。

③适事为故：即选用治法以适合病情为准则之意。

④正治："逆者正治"，即逆病象用药的方法，如寒者热之，热者

寒之，属于常法，故称正治。

⑤反治："从者反治"，即顺从病象用药的治疗方法，如寒因寒用，热因热用，属于特殊方法，故称反治。

⑥必伏其所主，而先其所因：治病必须治疗疾病的本质，因而要先探求疾病的原因。伏，制伏；主，指疾病的本质；因，病因。

⑦其始则同，其终则异：以热药治假热，寒药治假寒，开始用药与疾病假象似乎相同；待假象消失真象显现，药性与病象相反。

⑧病之中外：内伤病与外感病的关系。

⑨中外不相及则治主病：疾病内伤外感不相关者，治其主要病证。

⑩求其属：探求疾病本质的属性。

【图解要点】

1. 正治法、反治法

	概念	原则	运用举例	
正治法	逆疾病证象而治	适事为故	寒者热之	以辛热散寒的药物治疗外感寒证
			热者寒之	以苦寒清热的药物治疗邪热内盛的病证
			坚者削之	以削磨的方法治疗肿块坚硬的病证
			客者除之	对客于体内的外邪，则祛邪外出
			劳者温之	对劳倦过度致病者，需以温热的方法补之
			结者散之	对气血津液结聚之病，要以开结散邪的方法治之
			留者攻之	病邪留而不去，迁延日久的，用攻泻之法逐邪尽除
			燥者濡之	对燥邪偏盛，津液干涸的病证，用滋阴方法濡润之
			急者缓之	以缓急之法治疗筋脉拘急之证
			散者收之	对精气耗散的病证，以收敛固涩之法治之
			损者温之	虚损一类病证，用温补法治疗
			逸者行之	由过度安逸导致气血壅滞，运行迟缓一类病证，治宜行气活血法
			惊者平之	惊悸不安、精神亢奋一类病证，以镇静安神法平抑之

续表

	概念	原则	运用举例	
反治法	顺从疾病假象而治。	必伏其所主,而先其所因,从多从少,观其事也	寒因寒用	用寒药治疗真热假寒证
			热因热用	以热药治疗真寒假热证
			塞因塞用	运用补益固涩的方药治疗正虚所致的胀满闭塞不畅病证
			通因通用	运用通利泻下的方药治疗结实下利病证

2. 虚寒、虚热的治疗

证	治则	机制
虚热	寒之而热者取之阴	用苦寒清热的方法治疗热证,热仍不退,是阴虚阳旺产生的虚热,当从补阴的方法治之
虚寒	热之而寒者取之阳	用辛寒散热的方法治疗寒证,寒象依旧,乃阳虚阴盛而产生的虚寒,当从补阳的方法治之

【结语】

本段原文论述了正治法、反治法的概念和运用范围及具体的运用方法。并且指出"治寒以热,治热以寒"的法则,是治疗实寒、实热的常法。但对因阳气不足、无以配阴的虚寒证,或阴气不足、无以制阳的虚热证,必须补阳以配阴,或滋阴以制阳,最终达到阴平阳秘,疾病痊愈。这种补阳抑阴、滋阴制阳的法则,是治疗寒热证的变法,也为后世辨识、治疗虚寒、虚热证树立了楷模。

思考题

1. 正治法、反治法的概念是什么,临床如何运用?

2. 如何理解"诸寒之而热者取之阴,热之而寒者取之阳"?

复习技巧点拨

本章内容考试以选择题、填空题、词句解释为主。全国性的各类资格考试,如执业药师、职称考试等常见选择题。高职、专科、本科、自学《内经选读》考试则以上各类题型均有。研究生入学考试常见于词句解释、论述题。

灵枢·师传（节选）

【考点重点点拨】

理解"人之情，莫不恶死而乐生"，施用精神劝慰疗法的意义

【原文】

人之情，莫不恶死而乐生，告之以其败①，语之以其善②，导③之以其所便，开之以其所苦，虽有无道之人④，恶有不听者乎?

【词句解释】

①告之以其败：指出疾病的危害性，引起病人对疾病的注意。

②语之以其善：讲明患者与医生合作将取得良好的疗效。

③导：诱导病人创造适宜自己、方便治愈疾病的条件。

④无道之人：不明事理、不通人情的乖僻愚昧之人。

【图解要点】

如何在疾病治疗中应用心理调摄法

$$心理调摄法\begin{cases}①告之以其败\\②语之以其善\\③导之以其所便\\④开之以其所苦\end{cases}结果 \longrightarrow \begin{array}{l}虽有无道之人\\恶有不听者乎\end{array}$$

【结语】

《内经》十分重视心理因素在治疗中的重要作用。通过说服、解释、鼓励、安慰等方法，动之以情，晓之以理，喻之以例，明之以法，从而起到改变病人精神及躯体状况的目的。《内经》关于心理医学方面有很多有价值的记载，值得进一步深入研究。

思考题

如何在疾病治疗中应用心理调摄法?

复习技巧点拨

本章内容考试以选择题、填空题、词句解释为主。全国性的各类资

格考试，如执业药师、职称考试等常见选择题。高职、专科、本科、自学《内经选读》考试则以上各类题型均有。研究生入学考试常见于论述题。

巩固与练习

一、选择题

（一）A 型题

1. 《素问·至真要大论》中所提到的"热之而寒者取之阳"的正确治疗法则是（　　　）

    A. 苦温去寒　　　　　B. 辛热去寒　　　　　　C. 甘温去寒

    D. 辛温散寒　　　　　E. 益火之源，以消阴翳

2. 据《素问·异法方宜论》的内容，痈疡病生于

    A. 南方之民　　　　　B. 西方之民　　　　　　C. 北方之民

    D. 东方之病　　　　　E. 中原之民

（二）B 型题

    A. 发之（　　　）　　B. 扬之　　　　　　　　C. 温之

    D. 从之　　　　　　　E. 散之

3. 《素问·至真要大论》甚者的治法是（　　　）

4. 《素问·至真要大论》结者的治法是（　　　）

（三）X 型题

5. 《灵枢·师传》的心理调摄法疗法包括（　　　）

    A. 告之以其败　　　　B. 语之以其善　　　　　C. 导之以其所便

    D. 开之以其所苦　　　E. 以上都不是

二、填空题

6. 病始起也，_____；其盛，可待衰而已。

7. 妇人重身，毒之何如？岐伯曰：_____，亦无殒也。

8. 坚者___之，客者___之，劳者___之，结者___之。

三、名词解释

9. 标本相移：

10. 间者并行，甚者独行：

11. 其始则同，其终则异：

四、简答题

12. 运用反治法时，为什么要必"必伏其所主，而先其所因"？

13. 为什么"凡刺之法，必别阴阳"？

五、问答题

14. "形不足者，温之以气；精不足者，补之以味"。应当如何理解？

参考答案

一、选择题

1. E　2. B　3. D　4. E　5. ABCD

二、填空题

6. 可刺而已　7. 有故无殒　8. 削，除，温，散

三、名词解释

9. 标本相移：治病时对本病和标病治疗的先后或逆从，是可以互相转移的。即先治标还是先治本不是固定不变的，急则治其标，缓则治其本，应视具体情况而定。

10. 间者并行，甚者独行：病证轻浅者，标本兼治。病证急重者，标本单独施治，或治本，或治标，以求治之精专，增强疗效。间，病轻。

11. 其始则同，其终则异：以热药治假热，寒药治假寒，开始用药与疾病假象似乎相同；待假象消失真象显现，药性与病象相反。

四、简答题

12. 运用反治法时，为什么要必"必伏其所主，而先其所因"？

"必伏其所主，而先其所因"，即欲制伏病之根本，一定要先求病之原因。治病求本，是中医治病的基本原则，"本"就是病因病机而不是疾病的征象。反治法既然是用于真寒假热、真热假寒、真实假虚、真

虚假实等特殊病证的治法，就理所当然地存在一个辨别真假、分清本质与假象的问题。因此，原文指出在运用反治法时，首先必须探求其致病之因，掌握病机的关键所在。只有掌握了疾病的本质，才能做到治病求本，收到预期的效果。

13. 为什么"凡刺之法，必别阴阳"？

"凡刺之法，必别阴阳"，谓大凡刺（治）法的原则，首先必须辨清病症的阴阳属性。治疗疾病，就是要寻找发病的根源，探求疾病的本质，针对病机施治，而一切疾病的本质和根源都无非是阴阳的偏盛偏衰，所以原文说："凡刺之法，必别阴阳"。若阴阳不辨，则治疗无方，不能达到协调阴阳，治愈疾病的目的。故《内经》一再强调："谨察阴阳所在而调之，以平为期"。"因而和之，是谓圣度。"不仅刺法"必别阴阳"，而且一切治法都必须分辨阴阳。

五、问答题

14. "形不足者，温之以气；精不足者，补之以味"。应当如何理解？

"形不足者，温之以气；精不足者，补之以味"，是对阴阳虚证治以补益法的说明。阳气虚衰，不足以充养形体的，宜用气厚的药食益阴补精。李中梓说："此彰之之法也，阳气衰微，则形不足，温之以气，则形渐复也。阴髓枯竭，则精不足，补之以味，则精神旺也。"张介宾解释得更为明确，谓："以形精言，则形为阳，精为阴；以气为言，则气为阳，味为阴。阳者卫外而为固也，阴者藏精而为亟也。故形不足者，阳之衰也，非气不足以达表而温之；精不足者，阴之衰也，非味不足以实中而补之。阳性暖，故曰温，阴性静，故曰补。"